개인건강기록

스마트 환자를 위한
스마트 의료의 필수 아이템

개인건강기록

스마트 환자를 위한 스마트 의료의 필수 아이템

원서명: Personal Health Records: A Guide for Clinicians

펴낸곳 서울대학교출판문화원
펴낸이 오연천
지은이 모하마드 알 우베이들리
옮긴이 김정은

초판 1쇄 인쇄 2013년 5월 15일
초판 1쇄 발행 2013년 5월 20일
출판등록 제15-3호

주소 서울 관악구 관악로 1 우편번호 151-742
대표전화 02-880-5252 **팩스** 02-888-4148
마케팅팀(주문상담) 02-889-4424, 02-880-7995
이메일 snubook@snu.ac.kr
홈페이지 www.snupress.com
영문홈페이지 eng.snupress.com

ISBN 978-89-521-1376-4 03510

개인건강기록

스마트 환자를 위한
스마트 의료의 필수 아이템

모하마드 알 우베이들리 지음 | 김정은 옮김

서울대학교출판문화원

Personal Health Records

A Guide for Clinicians

Seoul National University

목차

저자 소개

저자 Mohammad Al-Ubaydli는 Patients Know Best(www.patientsknowbest.com)의 설립자이며, 의료용 소프트웨어 산업에서 15년 이상 일한 경력이 있습니다. 그는 케임브리지 대학에서 외과 전문의로서 훈련받았고, 미국 국립보건원의 연구원으로도 일한 경력이 있으며, Advisory Board Company에서 미국 병원들의 자문상담을 담당하는 최고정보책임자(CIO)를 역임한 바 있습니다.

Al-Ubaydli 박사는 진료에서의 정보기술의 이용과 관련하여 *Handheld Computers for Doctors and Streamlining Hospital-Patient Communication: Developing High Impact Patient Portals*을 포함한 여섯 권의 책을 집필하였습니다. 그는 런던 대학의 건강정보 다학제 교육센터와 케임브리지 대학 소속 애덴브룩(Addenbrooke) 병원의 개인건강기록(Personal Health Record: PHR) 분야의 명예 연구원이기도 합니다.

Patients Know Best란

2008년 Al-Ubaydli 박사는 Patients Know Best라는 개인건강기록 회사를 설립하여 미국과 영국, 중동을 주요 대상 지역으로 비즈니스를 하고 있습니다. 이 비즈니스에는 영국의 가장 큰 아동병원인 Great Ormond Street Hospital과 가장 큰 의료보험회사인 Bupa, 그리고 모든 탈리도마이드 환자를 진료하는 Thalidomide Trust가 참여하고 있습니다.

이 회사는 혁신적인 면에서 여러 기관의 주목을 받고 있는 회사입니다. Seedcamp가 선정한 2009년 유럽의 우수 신생기업 6곳 중의 하나이며, BusinessWeek가 지정한 세계의 흥미로운 신생기업 25곳 중 하나이고, Institution of Engineering and Technology(IET)는 이 회사를 혁신의 플랫폼으로 주목하기도 했습니다(그림 1).

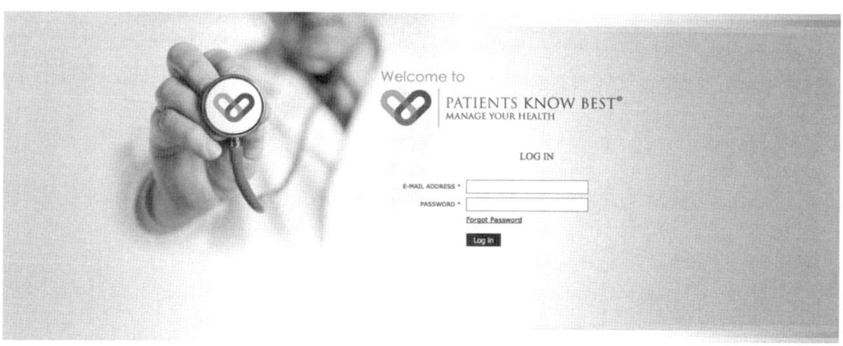

그림 1. www.patientsknowbest.com의 웹페이지

감사의 글

저의 부모님께서는 언제나 저에게 무언가 개선되어야 할 것이 있다면, 제 능력이 닿는 한 스스로 앞장서서 해내라고 말씀하시곤 했습니다. 이것은 어려운 일이었지만 부모님께서는 스스로 국가와 사회에 봉사하는 삶을 살아가시면서 직접 행동으로 보여주셨습니다.

부모님께서 말씀해 주지 않으셨지만 저 스스로 배웠던 한 가지는, 제가 어떤 일을 하기 위해 앞으로 나아가면 수백 명의 사람들이 저와 함께해 주었다는 것입니다. 그들 모두는 그냥 좋아서 도와주었을 뿐이며 대가를 바라는 이는 아무도 없었습니다. 몇몇은 원래 제 친구였고, 무언가를 같이하면서 친구가 된 사람들도 있었으며, 모두가 무척 배려하는 관계였습니다.

비록 시간과 거리 때문에 고마움을 직접 표현하기 어렵지만, 저는 제가 받았던 그 많은 도움에 매우 감사하고 있습니다.

처음으로 감사를 표하고 싶은 사람은 바로 저의 어머니, Buthania 입니다. 어머니께서는 우리가 다른 나라로 여행을 가거나 주치의 외의 다른 의사나 간호사에게 진료를 받을 때에 필요하다고 생각하셔서 항상 저의 의무기록을 챙겨주셨습니다. 오래전 제가 희귀병인 선천성 면역결핍증을 진단받았을 때 어머니께서는 제가 감염에 얼마나 약한지를 알게 되셨고, 그 이후부터는 마실 물을 항상 끓여 주셨습니다. 어머니의 이와 같은 철저한 예방이 아니었다면 저는 아직까지 살아 있을 수 없었을 것입니다. 그리고 어렸을 때 걸렸던 중이염으로 청력을 상실했을 것이 뻔합니다.

또한 저는 저와 어머니를 도와주었던 모든 의료진께 감사드립니다. 그들은 단지 저에게 필요한 진료를 해 주는 것 이상으로 제가 필요로 했던 것에 관심을 가져 주었으며, 제 욕구를 다스리는 방법 또한 알려 주었습니다. 저는 아직도 제가 주삿바늘 공포증을 극복할 수 있도록 스스로를 주삿바늘로 찔렀던 의사 선생님을 기억합니다. 제가 공포 때문에 사투를 벌일 때 어떻게 스스로 주사를 놓는지 인내심을 가지고 설명해 주었던 간호사 선생님도요. 제가 암울했던 유년 시기를 견뎌내었던 Addenbrooke 병원의 의사와 간호사들은 제게 의과대학에 들어가기 위해 필요했던 자립심을 기르도록 도와주었고, 의사가 되어 병동에서 일하는 것이 얼마나 어려운지도 가르쳐 주었습니다.

지난 몇 년간 Patients Know Best의 공동설립자들과 함께 일했던 것은 제게 크나큰 기쁨이자 영광이었습니다. 미국에서 영국으로 돌아왔을 때 제게 가장 시급했던 것은 훌륭한 회사를 함께 만들 최고의 동료를 찾는 것이었습니다. Ian, Jon, 그리고 Richard. 제가 어떻게 이런 사람들을 찾아낼 수 있었는지는 모르겠지만 저는 제가 한 일이 매우 만족스럽습니다.

마지막으로 제 행복의 비결인 저의 아내, Laura에게 감사를 드립니다. 외과 의사이자 전문의학서적의 저자인 저의 아내가 바로 "patients know best"라는 말을 처음으로 언급한 사람입니다. 제가 이 책을 집필하는 2년간, 아내는 회사의 이름을 지어 주었으며, 나아가야 할 길을 가르쳐 주었고, 금전적으로도 제게 보탬이 되어 주었을 뿐만 아니라, 제 삶에서 가장 소중한 존재인 아름다운 두 딸을 주었습니다.

Mohammad Al-Ubaydli

December 2010

서문

의무기록은 매우 지루한 기록입니다. 의과대학에 다니는 6년간 저는 누군가 의무기록에 대해 제게 가르쳐줄 것이라고 생각해본 적이 없습니다. 우리가 항상 사용하지만 단 한 번도 깊이 생각해본 바 없는 평범한 의자처럼 의무기록도 그렇습니다. 그러나 좋은 의무기록이 훌륭한 진료의 기본이 된다는 것을 생각한다면 이것은 중요한 일입니다. 의무기록은 기차에 깔려 다리를 잃은 사람을 돌보는 응급상황에서는 중요하지 않을 수도 있습니다. 그러나 의료 전체를 놓고 보았을 때 응급상황은 많지 않습니다. 대부분의 의료는 만성적인 질병을 다루면서, 때로는 하나 이상의 복합질환이 있는 환자들과 함께하는 것이기 때문에, 전체의 99%를 차지하고 있는 이러한 진료 과정에서 의무기록은 필수적입니다. 형편없는 의무기록은 때로는 형편없는 진료를 의미하기도 하지요.

불행하게도 형편없는 의무기록은 아주 흔하게 발견됩니다. 저는 태어나서 다섯 번 입원한 적이 있는데, 모두 각각 다른 병원이었습니다. 따라서 어떤 병원에 제가 입원해 있는 동안 받았던 치료와 있었던 일에 대해서 다섯 가지의 다른 기록들이 있습니다. 아마도 그 의무기록 중에서 없어진 것도 많을 것이고, 만약 제가 수술 과정에서 합병증으로 죽기라도 했다면 그것은 찾을 수조차 없었겠지요. 게다가 제가 만약 다른 병원에 입원했다면 제 기록이 발견될 때까지 저는 힘들게 회복 과정에서 사투를 벌이거나 어쩌면 죽었을지도 모릅니다. 그러면 제가 언제 수혈을 받았고, 진단 검사를 했는지에 관한 또 다른 조각난 기록들이 생겨났겠지요. 제가 다니던 1차 의료기관은 저에 대한 전자기록을 갖고 있기는 했지만, 거기에는 필요한 정보가 거의 없거나 그들 중에 어떤 것은 잘못된 정보를 포함하고 있었습니다. 또한 그 병원은 이제는 거의 사용하지 않는 종이기록을 가지고 있었는데, 그것은 50년도 더 넘은 진료의뢰서와 진단 검사 결과 용지들, 상담 결과가 적힌 판독하기조차 어려운 설명서들로 터질 듯이 부풀어 오른 종이기록 뭉치였습니다. 저의 의무기록은 대부분 사람들의 것이 그렇듯이 여기저기 산재되어 있고, 불완전하며, 거의 이용되지도 못하고 있습니다.

적어도 제가 아는 한 저는 만성질환자가 아니기 때문에, 그것이 그리 중요하진 않습니다. 그러나 만일 제가 내일 당장 집에서 400마일 떨어진 Edinburgh에서 의식을 잃게 된다면, 저를 진찰하는 의사는 저에 대해 아는 것이 거의 없을 것입니다. 만성질환이 있는 환자들은 매우 복잡한 질병력과 다양한 검사 결과들이 있을 뿐 아니라, 약 또한 매우 여러 가지를 복용하고 있습니다. 이러한 환자를 돌보는 사람은 누구든지(아마도 의사와 간호사, 다양한 치료사들과 사회복지사들이겠지요) 환자와 그의 질병력, 현 상태에 대해 가능한 한 빨리 파악하는 것이 중요합니다. 그러나 양은 많고 조직적이지 않으며, 때로는 접근마저 불가능한 서로 다른 의무기록들은 환자의 상태를 파악하는 일을 어렵게 만듭니다.

이는 반드시 개선되어야만 하기 때문에 저는 환자가 스스로 관리하는 전자 개인건강기록이 이러한 개선을 위한 중요한 첫걸음이라 생각했습니다. 저의 동료인 Mohammad Al-Ubaydli는 개인건강기록이 무엇인지, 또 그것이 가져올 혜택은 무엇인지, 어떠한 문제를 피해야 하는지, 그리고 실질적으로 의무기록이 어떻게 사용될 수 있는지에 대해서 아주 알기 쉽게 설명하는 책을 집필하는 중요한 일을 해내었습니다. 돌이켜 생각해 보니, 개인건강기록이 더욱더 널리 사용되고 있지 않다는 현실이 매우 이상하다는 것을 저는 깨달았습니다.

그렇다면 왜 그랬을까요? 늘 그렇듯 어쩌면 당연하게 보이지만 근본적인 원인으로는 변화에 대한 방해 요인들이 작용했을 것으로 추측해 봅니다. 일부 의료진은 환자와 관련된 여러 가지 걱정거리들로 스트레스를 받는 것을 원치 않았을 것입니다. 그러나 점점 더 많은 의료진이 환자와 함께 파트너가 되어 협조하는 것의 중요성을 알게 되었습니다. 만약 깔끔하게 조직된 개인건강기록을 쉽게 사용할 수만 있다면, 대부분의 의료진이 이를 반대하지는 않을 것입니다. 오히려 대부분은 이러한 시스템이 현재 우리가 사용하는 것보다 훨씬 우월하다는 것을 깨닫게 될 것입니다.

제 생각에는 다른 건강 분야 종사자들 역시도 이 새로운 시스템을 편리하다고 느낄 것 같습니다. 비록 그들이 환자가 관리하는 기록보다는 각자 전문 분야에서의 고유한 기록을 보존하는 데에 더 관심이 있다 하더라도 말이지요. 의료시스템에서 개인건강기록을 구축하기 위한 정치적, 논리적, 문화적 주제들은 매우 어렵기는 하지만 궁극적으로는 중요한 일입니다. 아마도 가장 큰 장벽은 환자, 즉 우리 자신이었을 것입니다. 우리가 더 나은 시스템을 원한다는 것을 의료진에게 보여주지 못했으니까요.

저는 온라인으로 제 의무기록에 접속해 보려고 여러 번 시도해본 적이 있습니다. 이것은 그저 스위치를 올리는 정도의 아주 간단한 일이었지만 실제로 이에 성공하기까지는 6개월이나 걸렸는데, 1차 진료의사와 개인의원의 행정직원 누구도 이에 반대하지는 않았습니다. 그리하여 마침내 저는 제 기록에 접속할 수 있었지만, 오히려 큰 실망만을 느꼈습니다. 그 의무기록은 저에 대해 거의 아무것도 말해 주지 못하고 있었기 때문입니다. 제 진료에 관하여 아주 일부만이 기록되어 있었고, 중요한 정보들 중 일부는 누락되어 있었습니다. 저는 제 기록을 편집하고, 부족한 부분을 채워 넣으며, 제가 중요하다고 생각하는 것에 대해 설명하고, 사용자 모두에게 저에 대하여 조금이라도 더 알려 주고 싶었지만, 이는 불가능했습니다. 기록은 저에 관한 것이었지만 제 것이 아니었습니다. 개인건강기록은 분명 제 것이어야 했는데도 말이지요.

우리는 "the American thinker"(역자주 — 미국의 보수적인 온라인 잡지)의 Tom Ferguson이 말했듯이 "의료의 산업화시대"에서 "의료의 정보화시대"로 넘어왔습니다. 이는 의사들이 권위자로서 군림했던 세상에서 환자와 친구, 가족, 그리고 그들의 건강관리를 직접 책임지고 있는 온라인 커뮤니티의 능력이 더욱 강조되는 세상으로 변했음을 말해줍니다. 의사들은 이제 안내자이자 조력자이며, 필요할 때는 환자의 대리인이 되기도 합니다. 의사가 단독으로 결정을 내렸을 때보다 의사와 환자가 함께 결정을 내리는 것이 더 좋은 결과를 낳는다는 증거들이 점점 더 많이 쌓여 가고 있습니다. 이를테면 환자는 더욱 만족해하고, 의료비용은 더 저렴해지는 것입니다. 개인건강기록은 의료진과 환자 간의 동반자 관계를 발전시키고, 의료의 정보화시대로 향하도록 이끄는 필수적인 단계입니다.

우리가 거쳐야 할 또 다른 단계는 질병중심의 진료에서 환자중심의 진료로의 변화입니다. 다양한 만성질환이 있는 환자들은 심장 전문의에게 갔다가 당뇨 전문의를 방문하고, 흉부외과 전문의를 거쳐 류머티즘 전문의를 방문하겠지요. 환자의 가치관과 목표는 종종 쉽게 잊혀질 수 있지만, 개인건강기록은 환자의 가치관과 숙명적인 죽음을 맞이하는 과정에서의 중요한 소망들을 포함할 수 있을 것입니다. 우리는 항상 케케묵은 "환자중심의 진료"라는 말을 사용하고 있었지만, 환자가 중심이 되면서 개인건강기록은 분명 진료의 중심이 될 것입니다.

Dr. Richard Smith
Director of the UnitedHeatlh Chronic Disease Initiative
Honorary professor at the University of Warwick
Chair, Patients Know Best
Former editor, BMJ

역자의 글

"개인건강기록(PHR)" 번역서를 출간하며

2009년 8월에 그 당시 막 출간이 된 『개인건강기록(PHR): 잃어버린 전자건강기록(EHR)의 조각을 찾아서(*Personal Health Records: The Essential Missing Element in 21st Century Healthcare*)』를 번역 출간하고 나서 벌써 2년 반이 지났습니다. PHR이라는 제목으로 나온 책 중에서 현재까지 저자가 알고 있는 것은 세 권인데, 그 첫 번째가 미국의 건강정보관리시스템협회(Healthcare Information and Management Systems Society: HIMSS)에서 출판하여 저자가 번역 출간한 도서였고, 두 번째가 미국의무기록협회(American Health Information Management Association: AHIMA)의 *The Personal Health Record*(2009)였으며, 세 번째가 바로 이 번역서의 원저인 *Personal Health Records: A Guide for Clinicians*(2011)입니다. 앞의 두 권이 HIMSS나 AHIMA와 같은 전문단체에 의한 PHR의 교과서였다면, 이 세 번째 책은 PHR 사용을 열성적으로 전파하고 있는 한 의사가 다른 의사들에게 PHR을 사용해 보라고 자신의 임상 경험을 서술한 책이라는 특징을 가지고 있습니다. 내용상으로 보면 임상적인 경험이 위주로 되어 있으며, 선배 사용자로서의 작은 팁과 그리고 환자를 같은 편으로 끌어들이라는 동료들을 향한 충심 어린 조언이 많이 서술되고 있기도 합니다.

이 책 전체에 흐르는 기조는 참여의료(Participatory Medicine)의 정신입니다. Web 2.0과 Health 2.0 그리고 Medicine 2.0 시대의 철학인 "참여, 개방, 협조(Participation, Openness, Collaboration)"의 정신이 곳곳에서 배어 나옵니다. "참여"라는 용어 자체가 풍기는 뉘앙스가 항상 긍정적인 것만은 아니어서, 우리 말로 participatory medicine을 과연 무엇이라고 번역을 하는 것이 좋을는지가 본 저자의 고민 중의 하나였으며, 아직도 확신은 서지 않습니다. 참여의료, 함께하는 의료, 공존의료, 참여의학, 협조의학, 공유의학, 관계의학, 공생의학, 협동의학 등 여러 단어를 놓고 고민도 많이 해 보았습니다. 한글 제목도 "의사가 의사에게 알려 주는 디지털 시대 생존법, 환자를 내 편으로 만들기" 등등이 떠오르기도 하였습니다. 하지만 광범위한 건강정보가 의료시스템에서 활용되는 전체적인 변화의 흐름을 볼 때 PHR이 성공적으로 받아들여지려면 비단 의사뿐만이 아니라 의료에 참여하는 모든 의료전문가들이 다 같이 알아야만 하고, 사실 환자들이 더 많이 알고 받아들여야 합니다. 이러한 원저자의 정신을 가능하면 살리기 위해서 의료진 전체, 그리고 이 책을 읽을 환자들까지도 대상으로 생각하면서 내용을 약간 수정한 부분도 있습니다. 또한 미국의 의료계와 의료정보학 전문 분야에 대한 이야기를 처음 접하는 독자들을 위하여 전문적인 용어들에 대해서는 한 줄로 "역자주"를 삽입하기도 하였습니다.

PHR 시대의 도래는 건강기록은행(Health Record Banking: HRB)과도 상통하는 건강정보관리의 새로운 패러다임이 될 것입니다. HRB란 개인의 건강정보를 관리해 주는 은행과 같은 다수의 전문기관이 생겨서 건강정보의 보안을 보장하고, 의료소비자들은 자신의 건강정보를 위탁하는 데 따른 수익을 얻으며, 의료기관들은 대용량의 진료정보와 대규모의 서버를 관리하는 부담을 덜게 되는 혁신적인 시장주도형 모델입니다. 이는 현재의 은행과 유사한 기능이며 은행의 metaphor라고도 할 수 있는데 건강정보, 진료정보에 대하여 다양한 유형의 고객과 각각의 요구에 적절하고 다양한 계좌의 개설이 가능해질 것입니다. 간단하게 말해서 자유예금, 적금, 투자, 신탁 등과 대출, 리스 등의 기능을 건강정보와 진료정보에 적용하는 것입니다. 개인이 자신의 건강정보를 예치하면 이를 관리해 주면서 이자를 주듯이 건강정보 활용에 따른 이득을 주고, 이러한 정보가 필요한 기관이나 주체들이 이를 대출 및 활용하려면 비용을 부담해야 한다는 뜻입니다. 이러한 정보에 대한 공동계좌도 가능하게 되어 본인의 결정에 따라 가족이나 법적 후견인(장애인, 정신지체자, 불능자의 경우)과도 공유하게 될 것입니다. 이는 현재까지 의료기관에서 생성되었던 진료정보의 소유권자가 의료기관만이 아니라 환자이기도 하다는 새로운 시각에서의 비즈니스 아이디어라고 할 수 있습니다.

소비자중심적 PHR 정보(consumer-centric PHR data)는 의료진이 입력한 EMR 자료, 의료보험 자료, 약국 자료, 각종 건강 상태 모니터링 기기의 자료, 유전자 정보, 개인 건강일기, 사전의료지시서(living will) 등과 같은 수없이 다양한 자료를 포괄하는 정보입니다. PHR 시스템상에서는 누가, 어떤 정보를, 언제, 어떻게, 어느 기간 동안 접근할 수 있는지를 개인이 수시로 확인하고 통제도 할 수 있게 될 것입니다. 물론 그 소유권자들, 즉 의료소비자 개인들은 아직 그에 대한 이해가 거의 없는 것이 현실입니다. 병원에 가서 자신의 의무기록을 복사해 달라고 부탁을 해야 하고, 그 복사본을 의사들의 책상에 내놓았을 때 과연 의사들이 자세히 들여다보아 줄는지도 알 수 없습니다.

PHR은 의료기관 사이의 진료정보교류에 실패한 미국의 경우에 의료소비자의 손에 건강정보를 쥐여 주고 이 새로운 주인의 움직임에 따라서 어쩔 수 없이 진료정보가 교류되도록 하는 중요한 주역으로 떠오르게 되었다고 봅니다. 우리는 의료의 패러다임 변화가 가져오는 Perfect Storm의 한가운데 서 있습니다. 이러한 의료의 패러다임 전환기에서 PHR은 소비자중심적 의료(consumer-centric healthcare)에서 핵심적인 역할을 곧 시작할 것으로 보입니다. 학계를 중심으로 PHR이 HIT Framework의 핵심이라는 인식이 확산될 조짐이 보입니다. 우선은 의료기관에서 생성되는 EMR 자료가 PHR의 중요한 부분이 되겠지만, 국민건강보험공단이나 건강보험심사평가원 등이 보유하고 있는 건강보험 자료, 유헬스 기기에서 측정되고 기록되는 생체 모니터링 자료, 환자나 개인이 스스로 적어 넣는 건강일기 자료 등이 PHR에 모이게 될 것입니다. private, portable, standard-based, interconnected PHR을 만들기 위해 모든 이해관계자는 각각의 역할에 대해 정확히 인식해야 하며, 공공의 역할(정부의 법제도적 지원)과 민간의 역할(시장 창출, 첨단기술 개발)의 협조적인 관계 형성도 필수적입니다. 또한 관련 분야에 대한 적극적인 연구개발과 지원 및 시장 활성화가 그 밑받침이 되어 주어야 할 것입니다.

끝으로 이 번역서를 출간하기 위하여 꼼꼼하고 성실하게 초안을 만들어준 서울대학교 간호대학 이주원 학생에게 진심으로 고마운 마음을 전합니다.

2013년 5월

서울대학교 간호대학 교수

김정은

본 연구는 보건복지부 보건의료연구개발사업의 일부 지원으로 이루어졌습니다(A112062).

This study was partially supported by a grant of the Korea Health Technology R&D Project, Ministry of Health & Welfare, Republic of Korea(A112062).

서론

현대 의학은 매우 경이롭습니다

1799년, George Washington의 주치의는 대통령의 인후두 감염을 사혈요법(bleeding 또는 bloodletting)으로 치료하려 했으나 이는 도리어 대통령의 죽음을 초래하는 결과를 불러왔습니다(Morens 1999). 그러나 1981년, 그의 39번째 후임자였던 대통령 Ronald Reagan은 폐에 총상을 입었음에도 불구하고 의료진의 적절한 치료로 생존할 수 있었지요. 그는 덕분에 그 이후로도 8년간 공무를 계속할 수 있었습니다.

매년 산과 진료는 수만 명의 산모와 신생아를 살리고 있고, 백신은 전 세계의 영아 사망률을 극적으로 낮추어 주었습니다. 심장마비는 더 이상 치명적이지 않으며, 암은 치료 가능하고, 당뇨 환자들은 수십 년을 더 살게 되었습니다. 만약 다른 모든 치료법이 실패한다고 하더라도, 호스피스가 사망 과정에서 인간의 존엄성을 지켜주기도 합니다.

제가 의사들한테서 듣는 가장 주된 불만은 진료시간이 턱없이 부족하다는 것입니다. 환자들과 보낼 시간은 적은데 반해, 담당해야 하는 환자의 수는 너무나 많다는 것이지요. 대부분 의사들은 사람을 치료하고 싶은 마음에 의사로서의 길을 택했기 때문에, 원하는 만큼 다른 사람을 충분히 도울 수 없다는 사실은 그들에게 심한 좌절감을 불러일으킵니다. 그렇기에 의사들은 항상 시간을 갈망하고 있는 것입니다. 역설적인 것은 현재의 의사들은 인류 역사상 그 어떤 시기보다도 더 많은 환자들에게 더 많은 도움을 줄 수 있게 되었다는 사실입니다. 만약 이 책을 의료진이 읽는다면, 그 사람은 새 시대의 변화를 가져오는 사람 중에 한 사람이 될 것입니다.

의료진의 성공을 위한 희생자들?

문제의 해결책은 바로 의료진이 가지고 있습니다. 과거 그 어느 때보다도 많은 환자들을 담당하고 있다는 것은 실제로 그들에게 많은 이득이기 때문에 좋은 뉴스라고 할 수 있겠지요.

앞으로 몇 년간 의료진은 환자들에게 더 많은 도움을 줄 수 있을 것입니다. 전 세계적으로 인구 고령화와 비만 인구가 급속히 증가할 것이며, 그럼으로써 그들 중 상당수는 환자가 될 것입니다. 심지어 아프지 않은 사람들 역시 의학 덕분에 더욱 건강해질 수도 있습니다. 아픈 사람들은 만성적이면서 복합적인 질병을 앓게 될 것이며, 그에 따라 의료진의 고도의 진료가 필요합니다.

현대의 의료진은 이전의 그 어느 때보다도 더 많은 기술의 혜택을 받고 있습니다. 그들은 향후 10년 간 질적으로 수준 높은 기술을 더 많이 경험하게 될 것이며, 이를 당연한 것으로 생각하게 될 것입니다. 그러나 동시에 대부분 국가들은 건강관리와 의료서비스에 현재보다 더 많은 돈을 투자할 수는 없는 상황이 될 것입니다. 더욱 심각한 것은, 노동력의 증가를 기대할 수 없다는 것입니다. 많은 나라에서 상당수의 간

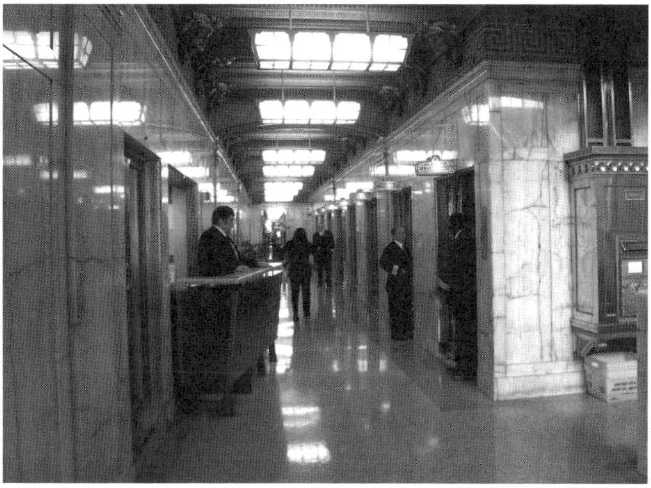

그림 2. 미국 Washington 주 Seattle에 있는 Smith Tower의 로비. Smith Tower는 Seattle에서 자동으로 작동되는 승강기 대신 승강기 운전자를 고용하고 있는 최후의 빌딩 중의 하나입니다(Mabel 2008).

호사가 임상에서 일하려고 하기보다는 은퇴를 결심합니다.

그러니 이러한 상황에서 어떻게 더 많은 환자를 돌볼 수 있을까요?

환자에게 도움을 요청하십시오

환자에게 도와달라고 요청하십시오. 이것이 문제를 해결하는 유일한 방법입니다. 의료진이 환자를 진료팀의 일원으로 생각한다면, 환자를 얻는 동시에 팀의 일원 역시 얻는 것이 됩니다. 문제가 그 스스로 해결책이 된다고나 할까요.

이것은 실제로도 훌륭한 해결책이 됩니다. 왜냐하면 자신의 주치의를 돕기 위해서 환자는 스스로 치료에 집중할 수밖에 없기 때문입니다. 환자는 지금까지 무시해 왔던 의료진의 지시들을 적극적으로 따르기 시작할 것입니다. 즉 그들은 모든 처방을 더 잘 따르고, 운동을 더 열심히 하며, 나쁜 습관들을 버리게 될 것이니까요(Mellins et al. 2000).

다른 많은 산업들은 이러한 변화로부터 혜택을 보았습니다. 은행은 ATM을 이용하여 스스로 업무를 처리하는 고객들이 많아짐에 따라서 하루 24시간 더 많은 곳에서 더 많은 고객을 맞이할 수 있게 되었습니다. 현대 사회의 풍요의 상징인 슈퍼마켓은 고객들이 진열대에서 스스로 선택할 수 있도록 다양한 품질과 가격의 상품들을 구비해 놓게 되었습니다. 제가 가장 좋아하는 예는 엘리베이터입니다. 세상에 얼마나 많은 엘리베이터가 있는지 생각해 봅시다. 그리고 이 모든 엘리베이터가 각각 다 운전자가 있어야 한다면 얼마나 많은 사람들이 필요할지도 상상해 보십시오.

참여의료(Participatory Medicine)의 시대에 오신 것을 환영합니다

이 모든 변화는 참여의료 운동의 일환입니다. 그렇습니다. 이것은 하나의 거대한 사회적 변화로서, 웹사이트(www.participatorymedicine.org)와 전문저널(*the Journal of Participatory Medicine*)도 있는 실질적인 운동입니다. 과거 의료의 전통적인 모델은 의료진이 환자를 돕는 일방향적인 것이었습니다. 그러나 참여의료에서는 환자들 역시 의료진을 돕는 양방향의 관계로 발전하였습니다. 환자와 의료진은 건강증진과 질병치료를 공통의 목표로 하는 하나의 팀입니다. Frydman(2008)은 이러한 원칙을 다음과 같이 멋지게 요약해 주었습니다.

- 환자는 의료정보에 접근할 동등한 권리를 가지고 있다.

• 정확한 의사결정을 위해서는 실제적인 의료정보가 필요하다.
• 환자는 자신의 질병을 스스로 관리하는 사람이 되어야 한다.
• 의료진은 의료정보를 통제하는 사람이 아닌, 의료정보를 주고받기 위한 통로가 되어야 한다.
• 환자는 자신의 건강을 증진시키기 위한 공동의 협력자(co-producer)가 되어야 한다.

이 책은 첨단기술(technology)보다는 실제기술(technique)에 대해 다루고 있으며, 대부분의 주제가 환자 진료의 새로운 방침에 관한 것입니다. 의료진과 환자는 함께 협조하는 새로운 관계를 배울 것이며, 첨단기술은 오직 이러한 관계를 촉진시키기 위해서만 의미가 있습니다.

골리앗이 아닌 다윗의 이야기입니다

이 책은 대규모 3차 의료기관들의 성공 사례를 다루지는 않습니다. 이 책까지 굳이 그러한 것을 다루지 않더라도 이미 그러한 의료기관에 대한 수많은 보도자료가 쏟아지고 있으며, 변화를 위한 그들의 노력은 어떠한 형태로든 일어날 것이니까요. 그러나 그러한 거대 의료기관들은 새로운 길을 개척하는 개척자들은 아닙니다.

새로운 길을 개척하는 것은 바로 임상에서 일하는 의료진 개인들입니다. 산모의 죽음을 막기 위해 손 씻기의 중요성을 교육한 Ignaz Semmelweis, 수술 과정에서 마취를 도입한 William Halstead, 간호학의 새 분야를 열고 간호사들을 교육했던 Florence Nightingale, 간호사로서 훈련받았으나 후에는 의사로서 교육을 받은 뒤 호스피스 운동을 벌이고 환자들에게 완화 치료를 제공했던 Cicely Saunders 같은 이들을 사람들은 좋아합니다. 이 사람들은 동료들이 보기에는 평범한 일을 한 것처럼 보일 수도 있지요. 그러나 이들의 기여 덕분에 수백 만 명의 환자들이 매일매일 혜택을 보고 있습니다.

그러므로 이 책은 이러한 개인에 대해 이야기하고자 합니다. Microsoft와 Google 같은 대기업의 사례는 그들의 상품이 사람들에게 도움이 되기 때문에 이 책의 후반부에서 언급하였습니다. 영국의 National Health Service(NHS)와 미국의 Health Information Technology for Economic and Clinical Health(HITECH)의 활동 역시 이들의 노력이 의료진의 업무에 영향을 줄 수 있기 때문에 포함시켰습니다.

저의 가장 주된 관심사는 참여의료를 실현시키고자 하는 의료진의 노력뿐입니다.

이 책을 이렇게 이용하십시오

제게 중요한 것은, 독자가 이 책을 읽고 난 후에 행동으로 실천하는 것입니다. 의료진이 제공하는 진료의 질이 향상되고, 시간이 절약되며, 환자와 함께 일하는 시간을 즐길 수 있게 되는 것, 이것이 바로 진정한 의료라고 할 수 있기 때문입니다.

저는 이 책을 쉽게 읽을 수 있도록 간결하게 집필하려 노력하였습니다. 첫 단원을 먼저 읽으시기를 권하고, 그런 후에는 원하는 순서대로 책을 읽으셔도 좋습니다. 흥미롭다고 생각되는 아이디어를 발견한다면 바로 시도해 보는 것도 좋을 것이며, 이 책에 언급된 웹사이트를 활용한다면 더욱 바람직할 것입니다.

이 책 또한 웹사이트(http://book.patientsknowbest.com)가 있습니다. 이 사이트는 당신에게 도움을 줄 수 있는 최신의 정보를 제공하고 있습니다. 예를 들면, 팟캐스트는 이 책에서 강조하고 있는 개인건강기록(Personal Health Record: PHR)의 리더들과의 인터뷰 내용을 담고 있지요. 블로그는 Patients Know Best와 의료진, 그리고 환자들의 협력으로부터 얻어낸 개인건강기록에 대한 팁과 뉴스를 함께 제공하고 있습니다. 백과사전은 개인건강기록을 처음 사용하는 동료들과 공유할 수 있는 유용한 정보를 줄 것입니다. 이 모든 페이지에서 텍스트 파일을 다운로드하고, 오디오 파일을 들으며, 비디오를 볼 수도 있습니다.

그리고 그곳에서 저를 만나실 수 있을 것입니다. 저의 첫 번째 책인 『의사들을 위한 휴대용 컴퓨터(*Handheld Computers for Doctors*)』를 집필했을 때 제가 가장 즐겨했던 것은 전 세계의 의사들로부터 받은 이메일을 읽는 것이었습니다. 그들은 제게 이메일을 통해 조언을 구하기도 하고 효과적이었던 내용에 대해 이야기해 주기도 했습니다. 그러므로 만약 어려움에 처해 조언이 필요하거나 안내를 받고 싶으시다면 언제든 제게 메일을 보내 주십시오. 제 메일 주소는 book@patientsknowbest.com입니다. 저는 개인건강기록과 관련된 여러분의 경험으로부터 배울 수 있기를 기대하고 있습니다.

Patients Know Best

웹사이트(www.patientsknowbest.com)는 제가 운영하는 회사인 "Patients Know Best"에 관련된 것입니다. 이 회사는 미국, 영국, 중동에 개인건강기록용 소프트웨어를 공급하고 있기도 합니다. 저는 일을 매우 즐기기 때문에 일에 관해서라면 온종일 이야기할 수도 있지만, 되도록 이 책에서는 회사에 대하여 언급하지 않으려 노력했습니다. 대신에 비슷한 일을 하는 회사가 있으면, 그 회사를 언급했습니다.

이 책의 다음 개정판에서 저는 개인건강기록을 성공적으로 활용한 사람들의 일에 대해 이야기할 수 있기를 희망합니다. 동시에 이 책이 의료진에게 도움이 되기를, 그리하여 환자를 도울 수 있기를 진심으로 기원합니다.

요약

- 현대 의학은 너무 복잡해서 한 명의 의료진이 환자에 대한 모든 것을 알기는 어렵습니다.
- 이러한 복잡성은 현대 의료의 발전에 대한 부작용이 될 수도 있습니다.
- 이 복잡성을 해결하는 방법은 환자에게 도움을 요청하는 것입니다.
- 참여의료는 환자의 건강을 위해 환자와 의료진이 함께 협조하는 새로운 운동입니다.
- 이 운동은 거대한 의료시스템의 변화에 의해서가 아니라, 의료진 개인의 참여를 통해서만 실현될 수 있습니다.
- 이 책은 참여의료로 나아가기 위해 개인건강기록을 어떻게 사용해야 하는지를 알려줄 것입니다.

References

Frydman, G., 2008. Principles of participatory medicine. [Online] Available at:www.7word.net/?p=40 [Accessed August 13, 2008]. Mabel, J., 2008. Smith Tower interior. [Online] Available at: http://en.wikipedia.org/wiki/File:Smith_Tower_interior_-_lobby_02.jpg [Accessed August 6, 2010].

Mellins, R.B., Evans, D., Clark, N., Zimmerman, B., and Wiesemann, S., 2000. Developing and communicating a long-term treatment plan for asthma. *American Family Physician* 61(8):2419–2428, 2433–2434.

Morens, D., 1999. Death of a president. *New England Journal of Medicine* 341(24):1845–1849.

개인건강기록(Personal Health Record: PHR)이란?

개인건강기록(Personal Health Record: PHR)은 환자가 스스로 관리하는 건강에 관한 기록입니다. 이것은 새롭게 등장한 생각이 아닙니다. 어떤 나라에서는 환자들이 주치의가 적어준 종이기록을 들고 또 다른 병원으로 진료를 받으러 가는 것이 일상적인 일입니다. 그리고 유럽의 어떤 나라에서도 특정 전문과의 이러한 일은 일상적이지요. 예를 들어, 영국의 산모수첩처럼요.

그러나 종이로 기록된 개인건강기록이 임상 진료에서 주된 흐름으로 받아들여지기에는 몇 가지 실용적인 문제를 안고 있습니다. 예를 들면, 환자들은 매 방문 때마다 그들의 모든 기록을 가지고 병원 사이를 이동해야만 합니다. 그리고 의료진 역시 환자가 없는 상황에서도 환자의 기록을 가지고 일을 해야 하는데 환자가 기록을 모두 가지고 있다면 문제가 되겠지요.

전자 개인건강기록은 이러한 문제를 해결해 줍니다. 그러므로 우리는 이제부터 종이로 기록된 개인건강기록의 운영상의 문제들이 아닌, 개인건강기록의 고유한 장점에 대해 생각해 보기로 하겠습니다.

전자건강기록
(Electronic Health Record: EHR)

의료진이 작성한 기록을 다른 사람이 관리할 수 있다는 것은 최근에 생겨난 인식입니다. 예를 들어, 의사들이 서로의 기록을 공유하게 된 것은 1905년이 되어서야 비로소 가능해진 일입니다. 당시 새로 건립된 미국의 Mayo Clinic이 이러한 선도적인 변화를 시작하였는데, 최고의 진료를 제공하기 위해서는 팀으로서 일하는 것이 필요하다는 것을 병원의 설립자가 깨달았기 때문이지요. 팀의 구성원들은 다른 팀원이 환자에 대해 작성한 기록을 볼 필요가 있었기 때문에, 각자 환자에게 진료를 한 후 이를 기록에 추가해야 했습니다.

종이를 사용하여 기록하는 것은 몇 가지 의미가 있습니다. 종이에 기록하는 것은 빠르고 쉬우므로 임상에서의 업무 흐름을 생각했을 때 매우 적합합니다. 그러나 기록이라고 하는 것은 쓰는 사람보다는 오히려 이를 읽는 사람을 위한 것이라고 볼 수 있습니다. 많은 환자들을 진료해야 할 때, 빠르고 간결하게 기록을 작성하는 것은 필수적입니다. 그러나 읽는 사람의 입장에서 볼 때는 종이기록을 빠르게 작성한다는 것은 종이 위에 휘갈겨 써서 판독하기 어려운 기록물이 된다는 것을 의미하며, 내용의 간결함은 불충분한 기록을 의미할 수도 있습니다. 이는 결국 의료진으로 하여금 이미 답변이 기록되어 있는 질문을 또다시 환자들에게 던지는 결과를 만들게 되지요.

더군다나 종이기록이 많이 쌓이게 되면 무거워서 옮기기도 어려워지고 관리하는 데 많은 돈이 듭니다. 그러니 기록물을 한 장소에 두는 것이 편리하겠지요. 그러나 환자들은 계속해서 움직이고, 종이기록이 항상 환자들을 따라다닐 수는 없습니다. 문제는 병원을 옮겨갈 때 더욱 심각해집니다. 의사들은 본인이 작성한 기록 원본을 환자가 다른 병원으로 가져가는 것을 원하지 않습니다. 최근에야 복사기가 이러한 딜레마를 해결해 주었으나, 복사 역시도 번거롭고 불편한 일이기 때문에 환자가 완전한 기록물을 갖는 것이 거의 불가능한 일입니다. 물론 종이기록을 보관하고 복사하는 데 드는 비용은 말할 것도 없고요.

병원에서 컴퓨터를 사용하기 시작하면서 이러한 문제를 해결하기 위해 전자건강기록(Electronic Health Record: EHR)이 등장했습니다. 첫째, 컴퓨터는 거의 즉각적이고 추가비용 없이 기록을 옮기고 복사할 수 있습니다. 둘째, 컴퓨터는 사람이 종이기록을 이리저리 뒤적이는 것보다 더 빠르고 쉽게 기록을 목록화하고 정렬하며 검색까지 할 수 있습니다. 셋째, 전자기록은 읽기 쉬우며 소프트웨어는 내용을 체계적으로 기록할 수 있도록 도와줍니다. 예를 들어, 템플릿 형태로 된 병력 양식은 작성하는 사람에게는 모든 칸을 채우도록 요구하여 다소 불편함을 주지만, 읽는 사람에게는 큰 도움이 됩니다.

물론 이 방식에도 문제는 있습니다. 즉각적이고 추가비용 없이 환자에 대한 정보를 복사할 수 있다는 이점이, 전자기록은 반드시 그래야만 한다는 당위성이 되는 것은 아닙니다. 그러므로 전자건강기록은 사용자를 확인하고 필요한 경우에는 접근을 통제해야 합니다. 둘째, 기록을 추가하는 데 있어 사용자의 인터페이스가 더 편리해질 필요가 있습니다. 그래야 전자기록이 임상환경에 적합할 것이며 의료진 역시 시간을 적게 들이면서도 많은 일을 할 수 있을 테니까요. 음성인식기술은 더욱 향상되어야 하며, 템플릿의 디자이너들 역시 혁신을 계속해야 합니다. 마지막으로, 소프트웨어가 기록을 빠르게 찾을 수 있다고 할지라도 검색을 위한 사용자 인터페이스가 임상환경에 적합하기 위해서는 더욱 개선될 필요가 있습니다.

10년 전만 하더라도 인터넷 검색은 매우 어려운 일이었습니다. 그러나 그때 검색엔진 Google이 등장하였으며, 적합한 기술만 있다면 검색이 얼마나 쉬운 것인지를 보여주었습니다. 전자건강기록은 Google의 웹사이트만큼 사용하기 쉽지는 않겠지만, 점점 더 나아질 것입니다.

이 모든 것은 전자건강기록이 의무기록을 공유하는 과정을 편리하게 만들어 준다는 뜻입니다. 그리고 의료가 더욱 전문화되고 환자들이 의료진의 더 많은 도움이 필요한 상황 속에서 기록을 공유한다는 것은 더욱더 중요해질 것입니다. 환자의 진료정보를 공유하는 것은 더 이상 선택이 아니며, 전자건강기록이 이것을 실현할 것입니다.

바로 이 때문에 2009년 Obama 정권은 전자건강기록에 200억 달러를 투자하겠다고 선언하였으며, 2002년 영국이 120억 파운드를 투자한 이유입니다. 전자건강기록을 위한 소프트웨어를 고르기 어렵다면 이를 잘 설명하고 있는 책인 『성공적인 전자건강기록 선택법(*Finding the Right EHR: Your Guide to Electronic Health Records Success*)』(Gasch and Gasch 2010)을 웹사이트 www.ehrselector.com에서 읽어보기를 추천합니다.

그러나 진료정보 공유의 다음 단계는 바로 환자와 함께하여 그들의 협조를 얻는 것이지요.

환자 포털 (Patient portals)

환자 포털은 의료기관이나 의료진이 진료정보에 환자가 접근할 수 있도록 권한을 부여한 웹사이트입니다. 최상의 환자 포털은 양방향성을 가지고 있어 환자들이 스스로 진료 약속을 잡고, 처방을 정리하며, 진료비를 지불할 수도 있습니다. 미국에서는 Kaiser Permanente(http://

members.kaiserpermanente.org), Department of Veterans Affairs(www.myhealth.va.gov), Geisinger Health System(www.mygeisinger.org)과 같은 건강관리 시스템들이 환자 포털을 이용하여 의료비용은 줄이면서도 동시에 환자가 받는 진료의 질은 향상되도록 노력하고 있습니다. 또한 Vanderbilt University Medical Center(www.myhealthatvanderbilt.com), MD Anderson Cancer Center(my.mdanderson.org), UCSF Medical Center(fetus.ucsfmedicalcenter.org)와 같은 대학병원들도 환자 포털을 이용하여 환자들을 돕고 있습니다. Hello Health(www.hellohealth.com)와 같은 혁신적인 단체는 전자건강기록과 환자 포털을 의료진에게 제공함으로써 환자의 진료경험에 큰 변화를 가지고 왔습니다.

영국에서는 Patient Access Electronic Records System(PAERS)이 가정의학과 전문의들에게 무료로 환자 포털을 제공해 주고 있습니다. PAERS의 특징과 PAERS를 이용하면서 받았던 혜택을 설명하는 환자의 동영상을 웹사이트 http://wiki.patientsknowbest.com/paers에서 보실 수 있습니다. 3G Doctor(www.3gdoctor.com)와 같은 회사는 카메라폰을 이용한 화상 상담 서비스를 제공하고 있기도 합니다.

환자들은 환자 포털을 사랑하며, 따라서 환자 포털은 점점 더 보편화될 것입니다. 그러나 환자 포털의 확장은 새로운 문제를 일으킬 수 있습니다. 환자에게 건강관리 및 진료를 제공하는 의료기관들이 각기 그들만의 고유한 환자 포털을 만들기 때문에, 환자가 자신의 건강에 대한 온전한 그림을 얻기 위해서는 여러 개의 환자 포털을 체크해야 합니다. 물론 환자의 입장에서는 여러 개의 환자 포털을 이용하는 것보다는 하나의 통합된 사이트를 이용하는 것이 편리하겠지요. 이러한 사이트는 환자에게 서로 다른 병원에서 받은 모든 건강관리 및 진료의 기록을 한 곳에서 제공해줄 것입니다. 어떠한 병원도 다른 병원의 기록을 마음

대로 가져올 수 없고, 환자의 진료정보는 환자의 것이므로, 환자 자신이 그 사이트를 관리하는 것이 가장 바람직합니다. 그래서 우리는 환자가 관리하는 전자 개인건강기록을 생각하게 된 것입니다.

개인건강기록
(Personal Health Record: PHR)

> "저는 제 주치의가 아직 종이로 된 의무기록을 가지고 있어 매우 기뻤습니다. 저는 저의 의무기록을 누가, 무엇을, 언제, 왜 작성했는지 알고 있기 때문에 아주 안전하다고 생각했지요. 오직 단 하나의 원본만이 있다는 사실은 제게 안도감을 줍니다. 그뿐 아니라 의사나 간호사가 병동 접수대 위에 제 의무기록 차트를 올려놓고 갔을 때 저는 그것을 들여다보고 저의 보험회사 이름이라든가 제가 복용 중인 약물에 대한 잘못된 정보가 있는 것을 보고 그들에게 고쳐 달라고 할 수 있었지요. 저는 저의 몸무게와 수술기록과 같은 과거 사실에 대한 작은 실수 역시도 찾아낼 수 있었답니다.
>
> 만약 제 기록이 모두 디지털화되었다면 이것은 꿈도 꿀 수 없는 일이었을 것입니다."
>
> Shoot Zem All(2008)

이 편지는 전자기록, 특히나 전자 개인건강기록에 대한 오해를 잘 보여주고 있습니다.

우선 환자가 주장하는 종이기록의 주된 장점이 잘 드러난 뒷 문장부터 살펴봅시다. 환자는 본인의 기록에서 오류를 발견할 수 있었네요. 이렇게 오류를 찾는 일은 의료진에게 있어서는 시간을 소모하는 번거로운 일이지만, 만일 오류를 찾지 못한다면 환자에게 위험할 수도 있습니다. 종이기록이었다면 "접수대 위에 놓인 의무기록 차트"만이 환자가 본인의 기록을 확인할 유일한 기회였겠지요. 하지만 온라인으로 제공되는 개인건강기록이 있다면, 환자가 원한다면 언제든지 자신의 기록을 확인할 수 있습니다. 가족과 함께 다시 한 번 기록을 살펴볼 시간을 가질 수도 있을 것이고, 잘 모르는 의학용어를 인터넷으로 찾아볼 수도 있겠지요.

둘째로, 전자기록은 "누가, 무엇을, 언제, 왜 기록했는지 알기"에 가장 편리한 수단입니다. 소프트웨어가 자동으로 누가 로그인했고, 로그인한 동안 무엇을 했는지를 추적해 주기 때문입니다. 반면 종이기록은 의사가 각 종이의 끝에 손수 서명해야만 합니다. 그리고 저는 아직까지 의사의 손으로 쓴 글씨에 대해 좋다고 말하는 간호사를 만나본 일이 없습니다.

마지막으로, "단 하나의 원본"에 대해서 생각해볼 필요가 있습니다. 이것이 사실이라 할지라도, 별로 좋은 생각은 아닙니다. 도서관 사서들은 흔히 "LOCKSS" 원칙을 자주 인용합니다. "사본이 많을수록 자료가 안전하다(lots of copies keep stuff safe)"는 말입니다. 그들에게 있어 이 원칙은 알렉산드리아 도서관처럼 오래도록 알려진 정설입니다. 수많은 고대의 지식들을 품고 있었지만, 오직 하나의 원본밖에 없었기 때문에 불에 타면서 많은 책들이 사라졌던 알렉산드리아 도서관 말입니다. 이것은 환자의 진료정보에서도 마찬가지입니다. 개인건강기록은 복사본을 환자에게 제공해 주고 동시에 백업을 해둠으로써 데이터의 안전성을 높이고 있는 것입니다.

이 책은 독자들에게 개인건강기록의 사용법과 환자 포털을 환자와 의료진이 같이 활용하는 방법에 대해 알려줄 것입니다. 원칙은 간단합니다. 새로운 기술은 온라인에서 의료진과 환자가 함께 협조하면서 일할 수 있도록 도와줄 것입니다. 그리고 그것은 아주 좋은 일입니다.

요약

- 개인건강기록(PHR)은 환자가 스스로 관리할 수 있는 기록물입니다.
- 전자건강기록(EHR)은 의료진의 협력을 위하여 관리하는 기록물입니다.
- 환자 포털(Patient Portal)은 환자에게 특정 병원의 전자건강기록 일부분을 제공합니다.
- 전자 개인건강기록(EPHR)은 특정 병원에 국한되지 않고 기록을 환자와 진료팀이 함께 공유할 수 있게 도와줍니다.
- 각각 정확한 진료정보의 사본과 올바른 도구를 가지고 있다고 가정하였을 때, 환자의 개인건강기록과 의료진의 전자건강기록은 상호보완적인 역할을 할 수 있습니다.

References

Gasch, A. and Gasch, B., 2010. *Successfully choosing Your EMR: 15 Crucial Decisions Records Success*. Oxford: Wiley-Blackwell.

Shoot Zem All, 2008. Comment left on medical records look good on paper. *USA Today*. Availble at: http://content.usatoday.com/communities/ondeadline/index [Accessed July 12, 2009].

Part I

환자들에 대하여

◆

"비행기의 셀프서비스에서 다음 차례는 대체 뭐야? 승객이 스스로 조종하는 비행기?" 비행기 제조회사의 중역이 회의 후 술자리에서 한 이야기입니다.

저는 UCL 의과대학에서 "위키의학(Wiki Medicine)" 강좌를 하고 있습니다. 저는 학생들에게 환자들이 자신의 병을 이해할 수 있도록 의학정보의 위키를 만들어 보라고 요청하였지요. 수업을 시작할 때, 학생들에게 질문했습니다. "환자들이 이전보다 의학에 대해 더 많은 것을 알게 되었다면, 그래서 만성질환을 앓고 있는 환자들이 자신의 병에 대해 풋내기 의사가 된 자네들보다 더 많은 것을 알고 있다면, 의사가 되는 것이 무엇을 의미하겠나?"

시간을 두고 이것에 대해 생각해 보십시오. 환자들이 자신을 스스로 돌볼 수 있을 때, 의사들은 환자들에게 어떻게 도움을 줄 수 있는지요?

잠시 망설인 후에, 학생들이 하나둘씩 손을 들기 시작했습니다. "의사는 환자의 문제에 대해 듣고 이해하며, 환자를 이해시킬 수 있습니다. 의사는 환자를 검사할 수 있으며, 객관적인 관찰 결과를 바탕으로 진단을 내릴 수 있습니다. 충분한 이해와 관찰 후에, 의사는 생활습관을 변화하도록 조언할 수도, 약물을 처방해줄 수도, 동료를 추천해줄 수도 있습니다. 이러한 조언과 지지는 환자에게 안도감과 안정감을 줄 것입니다. 병을 치료할 수 없는 상황이 되더라도, 의사는 여전히 환자를 돌봐줄 수 있으며 다정하게 그들의 손을 잡아줄 수 있습니다."

비행기 제조회사의 중역이 지적한 것처럼, 승객들은 비행기의 파일럿이 될 수는 없습니다. 그리고 환자들 역시 자신의 수술을 할 수는 없습니다.

그렇다면 기술이 무엇을 변화시키고 있을까요? 의과대학 학생들은 의대에 입학했다는 사실 하나만으로도 자신이 진찰실에서 가장 똑똑한 사람이 된 것처럼 느낄 수도 있습니다. 그러나 세상은 달라졌습니다. 환자들은 더욱 똑똑해졌으며, 자신의 병에 대해 더 많은 것을 찾아보고 알 수 있을 만한 시간과 관심에 있어서는 의료진을 오히려 능가합니다.

그러나 진료의 모든 과정에서, 환자들은 그 어느 때보다도 더 많이 의료진을 찾고 있습니다. 이제 의료진은 환자보다 더 많은 것을 알아야만 한다는 무거운 짐을 던져버리고, 환자를 돌보는 과정에서 또 다른 즐거움과 보람을 얻도록 해야 할 것입니다.

Chapter 1

환자와 데이터 공유하기

> 환자들에게 자신의 데이터를 주지 않는다면, 어떻게 환자들이 본인의 건강관리에 참여할 것이라고 기대할 수 있겠습니까?
>
> Beth Israel 의료센터의 Daniel Sands 박사

Amir Hannan 박사는 가정의학과 전문의로서 진료를 처음 시작하는 날, 많은 걱정을 하고 있었습니다. 가정의학과 전문의이면서 동시에 무려 15명의 환자를 살해해 2000년도에 유죄를 선고받은 연쇄살인범 Harold Shipman 박사를 대신하는 자리였기 때문이죠. 뒤이은 조사는 Shipman 박사가 약 250명의 환자를 죽였을 것으로 판단하게 되었습니다(www.the-shipman-inquiry.org.uk).

살아 남았던 환자들은 후임이었던 Hannan 박사를 신뢰해도 좋을 것인가 염려하였습니다.

저는 아직도 Hannan 박사의 대처 능력에 감탄합니다. 그는 자신이 해야 할 일에 대해서 들었을 때 한발 물러서기보다는 오히려 앞서

나왔습니다. 그를 향한 환자들의 불신을 무시해버리지 않고 오히려 환자들과 털어놓고 이야기를 나누었지요. 환자들에게 일방적으로 자신을 믿어달라고 말하기보다는 그와 함께 진료에 동참하여 협조해줄 것을 요청합니다. Hannan 박사와의 인터뷰 내용을 podcast.patientsknow-best.com에서 들을 수 있습니다(Hannan 2008).

지난 몇 년 동안 Hannan 박사는 환자들에게 Houghton Thornley 의료센터 웹페이지(www.htmc.co.uk)를 통해 본인의 의무기록을 확인할 수 있도록 접근 권한을 열어 주었습니다. 예상했던 것처럼 이에 서명했던 환자들은 Hannan 박사가 존경할 만한 사람이며 환자들에게 헌신적이라는 사실을 곧 알게 되었습니다. Hannan 박사는 대부분의 환자들이 반드시 알아야 하는 것은, 자신이 정직한 사람인지를 알게 해 주는 것임을 깨닫게 되었습니다. 환자들 대부분은 의무기록에 동참하기 위하여 등록하기보다는 단지 그들이 신뢰관계를 형성하게 된 의사의 전문적인 지식과 기술의 혜택만을 보기를 원하였습니다. 그러나 Hannan 박사는 진료에 있어서 환자들이 자신의 의무기록에 접근하는 것이 얼마나 중요한지를 알게 되었으며, 따라서 환자들이 더욱 건강해지기 위해 팀원으로서 함께 일할 수 있도록 웹사이트에 가입할 것을 권유하였습니다.

어떤 사람도 혼자서는 여러 사람이 함께하는 것만큼 잘할 수는 없습니다.

자, 이제 Vanderbilt 대학 의료센터(Vanderbilt University Medical Center: VUMC)를 살펴봅시다. 이곳은 훌륭한 환자 포털(www.myvanderbilt.com)을 가지고 있습니다. 외과 의사이자 Vanderbilt 대학 의료센터의

의료정보센터장(Chief Medical Information Officer)인 Jim Jirjis 박사는 흉통을 호소하며 병원을 찾았던 환자의 이야기를 들려 주었습니다. 대동맥 박리를 의심한 그는 CT를 찍어볼 것을 권유하였고, 판독 결과를 받아보고 대동맥 박리는 아님을 확인하였습니다. 그러나 며칠 후 환자가 그에게 촬영 결과에 나타난 "덩어리"가 무엇인지를 물어보았는데, 방사선과 의사가 목에서 우연히 발견된 덩어리에 대하여 이야기해 주었다는 것이지요. 물론 이것은 갑상선암 덩어리였으며, 다행히 이 이야기는 행복한 결말을 맞게 됩니다. 외과 의사가 암 덩어리를 조기에 도려내었으며, 환자의 암은 다시 재발하지 않았거든요.

Hannan 박사처럼, Jirjis 박사 역시 이제는 환자들에게 개인건강기록의 가입을 권유하고 있습니다. 일부 의사들은 환자가 기록에 접근함으로써 의사가 저지른 실수를 발견하고 소송을 제기할까 봐 걱정합니다. 그러나 Jirjis와 Hannan 박사는 환자들에게 함께 오류를 찾도록 협력을 구하는 것이 소송에 대한 최선의 방어책이 될 수 있다고 믿어 의심치 않습니다.

숫자를 안전하게 다루어 봅시다

그러나 환자들에게 접근을 허용함으로써 발생하는 문제 역시 생각해 보아야 합니다. 의료진은 환자들이 의료진과의 상담도 없이 직접 웹사이트를 통해 검사 결과를 접하게 되면 문제가 생길 수 있다고 우려합니다. 웹사이트를 살펴보던 환자가 자신이 HIV 양성이라는 것을 알게 되거나, 검사 결과를 해석해줄 의료진이 옆에 없었기 때문에 결과를 자칫 잘못 이해하게 된다면 어떤 일이 벌어질까요?

이에 대한 답은 대부분의 경우에서 "두려움은 이론일 뿐이고 현실적으로는 혜택이 더 크다."라는 것입니다. 그러나 왜 그런지를 설명해 보고, 의료진과 환자들이 자신에게 가장 적합한 방법을 선택한 다양한 경우를 살펴보는 것 또한 충분히 의미가 있는 일입니다.

가장 먼저 말하고 싶은 것은 바로 의료진이 선택권을 가지고 있다는 것입니다. 검진 결과가 의료진에게만 전달되었던 본래의 이유는 검진 결과가 몇 장의 종이로만 인쇄되어 나오기 때문이었습니다. 의료진의 입장에서는 이 종이기록을 환자에게 보여주며 그 자리에서 설명해주는 것이 사본을 만들어 환자들에게 각각 보내 주는 것보다 더 편리한 방법이었거든요. 이것은 종이의 한계를 생각해 보았을 때 합리적인 선택이었습니다만, 기술의 발전이 이러한 제한을 없애주었으며 이제 우리는 검진 결과에 대한 수백 개의 디지털 복사본을 전송하는 데 드는 비용이 단지 한 장의 종이 복사본을 보낼 때와 거의 같다는 것을 알고 있습니다.

그렇다면 의료진은 무엇을 선택해야겠습니까? 극단적인 예를 하나 들자면, 세계에서 가장 뛰어난 암전문센터 중 하나인 MD Anderson 암센터를 이야기해볼 수 있겠네요. 그곳에서는 모든 검진 결과를 환자들이 즉각적으로 볼 수 있도록 만들어집니다. 그러나 중요한 것은 이것이 전부가 아닙니다. MD Anderson은 검진 결과가 종이로 인쇄되어 나왔던 초기부터 그래 왔다는 점에서 특별합니다. 검진 결과는 종이기록으로 만들어졌고, 종이기록들은 각 환자들의 침대 발치에 붙여져 의사가 병동을 회진하기 전에 환자들이 검진 결과를 먼저 확인할 수도 있었답니다.

MD Anderson은 환자들이 자신이 암에 걸렸다는 것을 알기 때문에 이렇게 해왔습니다. 나쁜 소식은 아무런 문제가 되지 못했습니다.

왜냐하면 환자들은 이미 나쁜 소식을 알고 있었고, 의료진 역시 그들에게 나쁜 소식을 알게 할 필요가 있었거든요. 모든 사람이 함께 힘을 합쳐서 암과 싸우는 팀원이었으며, 팀원 모두가 가능한 한 빨리 이용할 수 있는 모든 정보를 얻을 필요가 있었습니다.

두 번째로 말하고 싶은 것은 의료진과 만나기 전에 나쁜 소식을 듣는 데서 생기는 스트레스보다 의료진과 만날 때까지 마음 졸이며 기다려야만 하는 스트레스가 더 크다는 것입니다. 의료진은 결과를 기다리는 것이 어렵지 않습니다. 왜냐하면 그들에게는 진료해야 할 다른 환자들이 많이 있고, 나쁜 소식을 읽는 것은 진료하는 것만큼이나 그들이 온종일 해야 하는 일이기 때문이지요. 그러나 환자들에게는 다릅니다. 검진 결과는 그들이 생각을 집중하는 전부이며, 결과가 나쁠 수도 있다면 환자들은 다른 결과를 듣기 전까지는 나쁜 것에 대해서만 생각하고 있을 수도 있습니다.

이것이 바로 Chelsea와 Westminster 병원의 비뇨기과에서 SMS 서비스를 제공하게 된 계기입니다. 이 병원을 방문하는 대부분의 환자들은 HIV 감염의 검진을 받기 위해서였는데, 결과를 기다리는 동안의 스트레스는 이루 말할 수도 없었습니다. 병원은 환자들에게 검진 결과를 휴대폰의 텍스트 메시지로 받을 기회를 제공했습니다. 이 서비스를 선택하는 환자의 비율은 압도적으로 높았는데 이는 기다리는 일을 최소화하고 휴대폰이 검진 결과를 받아볼 수 있는 가장 친숙한 수단이었기 때문입니다.

텍스트 메시지는 어떠한 환자에게도 그들이 HIV 양성임을 통보하지는 않습니다. 대부분의 환자들은 HIV 음성이며, 이러한 환자들은 메시지를 통해 즉시 괜찮다는 결과를 듣게 됩니다. 불행히도 HIV 양성이 나타난 소수의 사람에게는 진료예약을 잡기 위해 병원으로 전화하라는 메시지를 보내게 됩니다. 그런 후에 직원들은 이 소식을 환자에게 전하며, 상담과 함께 다음 검진 예약을 잡습니다. 텍스트 메시지를 이용하여 소식을 전달하게 되면서부터 진단과 치료에 걸리는 시간은 짧아졌습니다(Menon-Johansson 2006).

세 번째로 이야기하고 싶은 것은 의료진의 선택이 미묘한 차이를 만들어낼 수 있다는 것입니다. Vanderbilt University Medical Center에서 진료팀은 검사 결과를 "정보 독성(information toxicity)"에 따라서 세 그룹으로 나눕니다. 대부분의 검사는 낮은 정보 독성을 가지고 있으며, 나트륨 농도에 따른 헤모글로빈 레벨이 그 예가 됩니다. 이러한 검사의 결과는 즉시 공개됩니다. 높은 정보 독성을 가진 검사의 예로서는 HIV와 같은 것들이 있습니다. 이러한 검사 목록은 의료진의 허락하에 공개될 수 있으며, 대개는 의료진이 환자를 만나본 이후에 공개됩니다. 그 외의 결과들은 의료진이 허락을 내렸을 때나, 또는 그때까지도 결정이 안 되었다면 최소한 2주 후에는 공개됩니다. 왜냐하면 2주 후에는 의료진과의 상담 효과가 환자에게는 훨씬 더 중요해지기 때문입니다.

그리고 마지막으로, 대부분의 환자들은 의료진이 믿고 있는 것보다 훨씬 회복력이 강합니다. 일반인들에게 있어 SOB라는 의학용어는 직관적으로 "호흡곤란(shortness of breath)"으로 와 닿지는 않습니다(역자주 — SOB는 영어로 "son of a bitch"라는 뜻으로도 보일 수 있는 약어). 또 정신질환이 있는 환자는 자신에 대한 임상적 소견을 읽는 것이 스트레스가 될 수 있겠지요. 그러나 경험에 의하면, 환자들은 SOB와 같은 약어에 관해서 최악의 경우를 혼자서 추측하기 이전에 의료진의 이야기를 먼저 듣고 싶어한다는 것을 알 수 있습니다. 또 정신질환자의 경우, 사람들이 동일한 현상을 두고 다른 해석들을 내릴 수 있음을 이해하는 것이 치료의 중요한 부분이 될 수 있겠지요.

그러나 제 말이 모두 옳은지에 대해서 아직 충분한 과학적 근거는 쌓이지 못했습니다. 이것이 Robert Wood Johnson Foundation이 2009년 OpenNotes 프로젝트에 투자한 이유입니다. 웹사이트 www.myopennotes.org에 들어가면 연구에 참여한 환자들과 함께 모든 의무기록을 계속하여 공유하였던 의료진의 경험이 상세히 기록되어 있을 것입니다. 대부분의 의료진이 직관적으로 환자와 정보를 공유하는 것의 위험성에 대하여 걱정을 하고 있기 때문에 연구의 최종 결과가 나오기까지는, 이러한 정보를 환자와 공유함으로써 발생하는 혜택에 대해 상세히 검토해 보는 것이 좋겠습니다.

일찍이 데이터를 공유하면 환자들이 생각할 시간을 가질 수 있습니다

환자들에게 자신의 데이터에 접근할 수 있는 권한을 주자고 말하는 가장 강력한 근거는 아마도 이것이 그들에게 다음 진료에 오기 전까지 데이터에 대해 생각해볼 시간을 제공한다는 데 있을 것입니다. 왜냐하면 다음번 방문할 때까지 환자들이 생각할 시간이 매우 짧기 때문이지요. 여기 이러한 견해를 뒷받침해줄 만한 좋은 증거가 있습니다. 예를 들어, 의료진이 제공하는 40~80%의 의학 정보는 그 즉시 잊혀집니다. 의료진이 더 많은 정보를 제공할수록, 환자가 그것을 정확하게 기억해낼 확률은 점점 더 낮아질뿐더러(McGuire 1996), 환자들이 기억하는 정보의 절반 정도가 부정확하다는 연구 결과도 있습니다(Anderson et al. 1979).

그러나 집에서 개인건강기록(Personal Health Record: PHR)을 확인할 수 있다면, 환자들은 모든 데이터를 미리 읽어볼 수 있고 그 의미를 파악할 수 있으며 질문을 준비할 수도 있겠지요. 그리하여 그들은 자신에게 주어진 시간을 더 잘 활용할 수 있을 것입니다.

환자들은 주어진 숙제를 잘할 수 있습니다

환자들은 믿을 수 없을 만큼 놀라운 도구들을 가지고 있습니다. 이는 환자에게 친숙한 건강관리와 관련된 전문서적이나 정보들이 많아지고 있을 뿐 아니라, 원래 의료진을 위해 보급된 도구들이 이제는 일반인들에게도 널리 보급되어 사용 가능해졌기 때문입니다.

인터넷에서 이와 같은 사례를 쉽게 찾아볼 수 있는데 가장 초기의 자료 중 하나인 Medscape 회원제가 바로 그것입니다. Medscape는 의료진들을 위한 웹사이트인데, 2000년대에 들어서면서 백만 명에 달하는 회원들을 보유하고 있는 곳입니다. 그러나 초기였던 1996년에 이미 사이트의 관리자는 회원 중 30%가 건강관리 전문가, 즉 전문의료진이 아니라고 밝혔습니다. 이들 중 일부는 이해하기 어려운 복잡한 정보에 대해서는 전혀 신경 쓰지 않고 있을 테지만, 그러나 어떤 사람들은 분명 자신의 의사와 간호사가 이미 알고 있는 내용을 자신도 이해하기 위해 시간을 들여 배우고 있을 것입니다.

정책 입안자들은 이러한 요구를 잘 알고 있습니다. 미국의 Bush 대통령과 국회는 국민들이 돈을 낸 뒤에는 더 이상 추가비용을 낼 필요 없이 훌륭한 연구자료를 이용할 수 있게 노력하였습니다. 영국은 NHS Evidence 웹사이트 www.evidence.nhs.uk를 무료로 이용할 수 있도록 개방하였으며(역자주 — NHS Evidence는 영국의 국민건강보험에서 무료로 운영 중인 것으로서 고품질의 건강정보와 사회복지정보를 빠르고 간편하게 제공받을

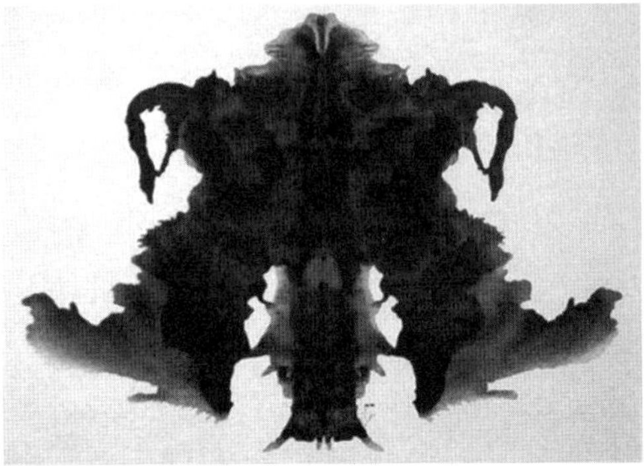

그림 1-1. Rorschach 검사의 10가지 카드 중 첫 번째 카드

수 있는 웹사이트), 일차 진료와 관련된 어마어마한 양의 논문 역시 무료로 읽어볼 수 있습니다. 아마 환자들 역시 이를 읽고 있을 수도 있겠지요.

환자들은 심지어 그들이 읽을 수 있도록 허가를 받을 것이라고는 의료진이 도저히 생각할 수 없는 자료들까지도 읽고 있습니다. 2009년 캐나다의 Saskatchewan 주에 사는 James Heilman 박사는 Rorschach 검사와 해석의 결과를 Wikipedia에 게시합니다. 누구든지 10개의 얼룩(그림 1-1)과 그에 대한 환자의 반응을 어떻게 정신과 의사들이 해석하고 있는지 웹사이트(http://en.wikipedia.org/wiki/Rorschach_test)에서 알아볼 수 있습니다. 이 게시물은 환자가 검사하기 이전에 이러한 해석의 결과를 보게 된다면 더 이상 검사의 효과가 없을 것이라 주장하는 정신과 의사들과 심리학자들에 의해 논쟁의 대상이 되었습니다.

이것은 부끄러운 일이지만 의료진이 막을 수 있는 일은 아닙니다. 이 사건의 경우에 검사 카드는 William Poundstone이 1983년에 집필했던 책 『거대한 비밀(*Big Secrets*)』에서 이미 공공연하게 알 수 있었습니다. Wikipedia에 게시한 것은 단순히 대중들이 검사에 대해 더욱 이해하기 쉽게 만든 것에 불과합니다. 환자들에게 비밀을 유지하는 것에 의존하던 임상 진료는 인터넷이 이러한 비밀에 대한 접근성을 높여주고 공개함으로써 실패할 수밖에 없었습니다.

그러니 대신 의료진은 이 굉장한 기회를 오히려 더 적극적으로 감싸 안아야 합니다. 환자들이 유용한 자료에 쉽게 접근할 수 있는 것처럼 의료진 역시 마찬가지니까요. 앞으로는 오히려 환자들이 자신의 모든 증상일지와 자가검진 결과에 대한 접근 권한을 의료진에게 제공함으로써 진료에 도움을 주게 될 것입니다. 이전에는 모으고 정리하기에 너무 수고스러웠던 바로 그 일을 환자가 대신해 주는 것이지요.

환자들은 의료진과 공유할 수 있는 많은 데이터를 가지고 있습니다

의료진은 각각의 환자들과 기껏해야 1년에 통틀어서 한 시간 정도 얼굴을 마주할 수 있는데, 이 말은 환자들에게 있어 의료진과 함께 있지 않은 시간이 8,700시간 이상이라는 것을 의미합니다. 당뇨와 천식, 류머티스성 관절염과 같은 많은 질병에서 이러한 시간을 어떻게 보내는지 확인하는 것은 어렵기는 하지만 매우 중요한 일입니다. 이 경우, 종이에 적어 놓은 증상에 관한 일지가 가장 흔히 사용되는 방법이기는 하지만 적절한 수단은 아닙니다. 이를 채워 넣는 것은 불편한 일이며 그래서 종이일지가 의료진에게 주어졌을 때, 이것은 불완전하고 정확하지도 않습니다. 또한 종이일지는 시대에 뒤떨어진 수단이라, 의료진은 그곳에 적힌 기록들이 관찰 당일에 기록된 것인지 아니면 후에 기억에 의지하여 기록된 것인지를 확인할 방법이 없습니다.

그런데 첨단기술이 이를 돕기 시작했습니다. 의료기기들은 점점 디지털화되고 있으며, 측정한 데이터들을 의료용 데이터베이스로 출력할 수도 있게 되었습니다. 각각의 열에 적혀 있는 데이터들은 Continua(역자주 — 비영리 개방형을 추구하는 의료첨단기술회사 연합회)에서 개발한 호환 가능한 데이터 표준(Continua data standard)에 맞추어서 개발되기 시작하였고 그 양은 점점 더 증가하면서 여러 형태의 개인건강기록에서 사용되고 있습니다. 자세한 내용은 7장에서 다루기로 하겠지만, 여기서 중요한 것은 의료진이 종이일지에 대한 많은 부담감을 극복할 수 있다는 것이지요.

그러면 오늘 당장, 어떤 데이터를 환자로부터 수집할 수 있을까요?

PatientsLikesMe(그림 1-2, www.patientslikeme.com의 웹페이지)는 증상일지의 중요성을 잘 보여줍니다. 수천 명의 환자가 각각 자신이 관련 있는 환자 커뮤니티에 데이터를 게시합니다.

〈그림 1-2〉는 환자의 과거와 현재 상태에 대해 명확하게 보여줍니다. 환자에게 가입을 권유하기 전에 의료진은 환자들이 자신의 상태를 게시하는 것이 신원을 밝히라는 뜻이 아님을 명확하게 설명해 주어야 합니다. 환자는 자신의 이름이나 주소, 사진과 같은 신원 정보를 밝혀서는 안 됩니다. 다음 장에서는 환자의 사생활을 보호하기 위해 의료진이 할 수 있는 조치에 대해 이야기해 보도록 합시다. 또한 팟캐스트를 통해 이 웹사이트의 연구와 개발을 담당했던 책임자와의 인터뷰를 웹사이트(http://podcast.patientsknowbest.com)에서 들을 수 있습니다(Wicks 2009).

PatientsLikeMe와 같은 사이트의 장점은 입력된 자료에 대한 프린트 출력을 지원한다는 것입니다. 뿐만 아니라 이들 사이트는 이해하기 쉽고, 손으로 썼다면 몇 페이지에 달하는 내용을 도형이나 그림으로 간단하게 표현해 줍니다.

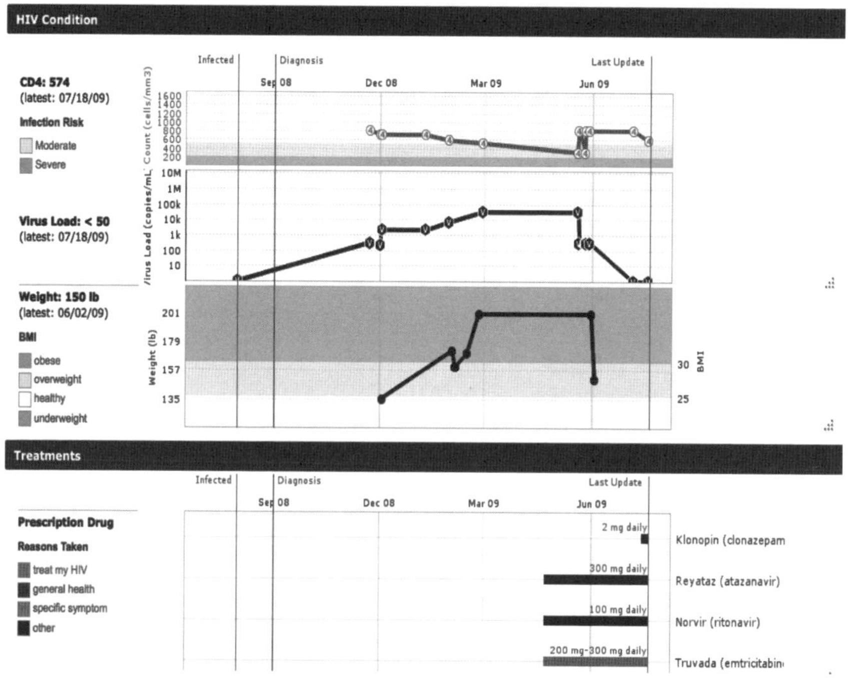

그림 1-2. PatientsLikeMe는 환자가 증상과 검진결과, 치료에 대해 입력한 데이터를 서로 연결하여 보여줍니다.

또한 기록을 이용하여 설명할 수 없는 것을 개인건강기록을 이용하여 보여줄 수 있습니다. 예를 들어, 웹사이트 ReliefInsite(www.relifeinsite.com)는 환자가 느끼는 통증에 대해 실감 나게 기록합니다. 통증은 감각에 의존하는 복잡한 작용이며 검진을 대체할 수 있는 것이 없으므로 통증의 양상과 위치가 어떻게 바뀌었는지 이해하는 것은 많은 도움이 됩니다. 환자들은 이를 이해하는 것만으로도 통증이 경감될 수 있으며 통증이 어떤 느낌이었는지 그리고 어떻게 변화했는지 기록할 수 있을 것입니다.

이 웹사이트(그림 1-3)는 통증 전문가로부터 승인을 받은 기준이 될 수 있는 그림과 템플릿을 제공함으로써 이러한 과정을 돕습니

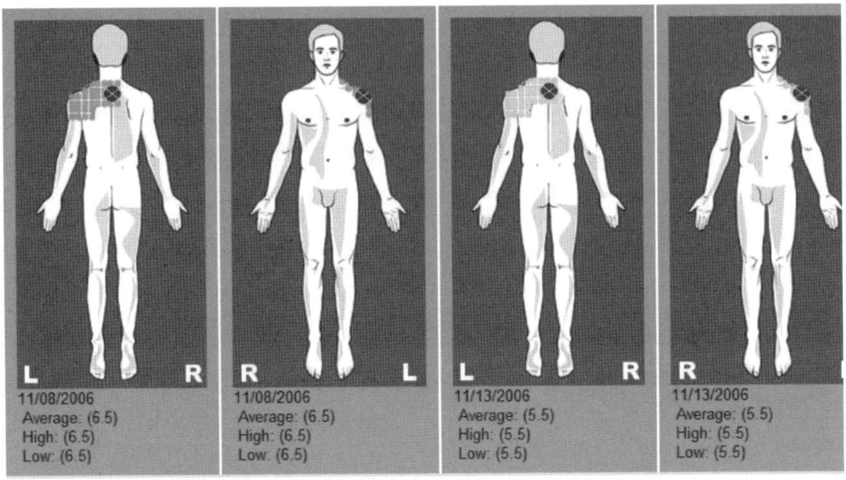

그림 1–3. ReliefInSite는 통증을 추적하고 기록한 것을 시각적으로 보여줍니다.

다. 전화에서 나오는 지시에 따라서 반복되는 데이터를 신속하게 입력할 수 있는데, 이를테면 관절 부위의 통증이 너무 심해 키보드를 사용할 수 없는 환자들이 이용하면 편리하겠지요. 자동추적 기능은 의료진으로 하여금 환자가 결과를 입력한 시기를 믿을 수 있게 도와주었습니다. 어쩌면 통증이 발생한 날 이후에 환자가 기억에 의존해서 채워 넣어야 했던 종이일지와는 다르게 말이지요. 또한 웹사이트에 있는 애니메이션은 환자가 의료진이 이해해 줬으면 하는 이야기를 담고 있습니다. PatientsLikeMe의 CEO와의 인터뷰 내용 역시 http://podcast.patientsknowbest.com에서 들어볼 수 있습니다(Eberlein 2009).

단순히 무슨 일이 있었는지 기록하는 것을 넘어서, 환자들은 자신이 그 일에 관해 했던 행동에 대해서도 기록할 수 있습니다. 예를 들어, 환자들은 ZumeLife(www.zumelife.com)를 이용하여 그들이 언제 실제로 약물을 복용하였고, 밥을 먹었고, 운동을 했는지 입력할 수 있습니다.

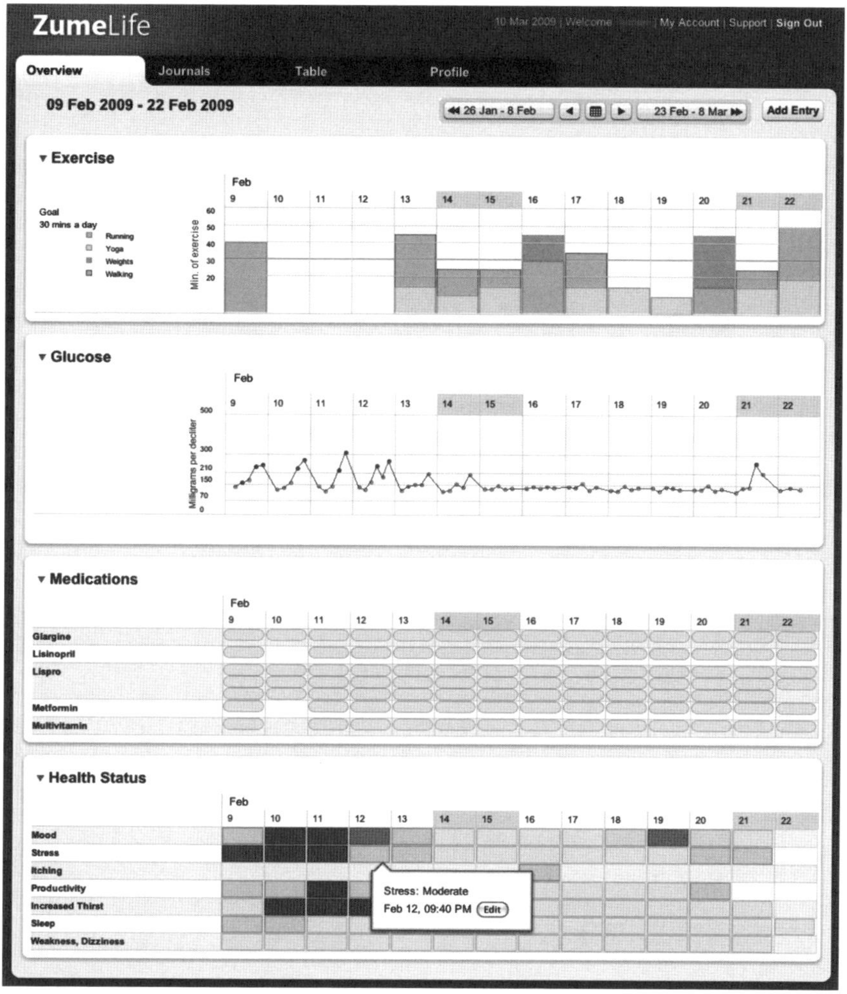

그림 1–4. Zumelife는 해야 할 일을 상기시키고 행동을 추적해 줍니다.

이 회사는 원래 이를 위한 전용기기를 개발하면서 서비스를 시작했지만, 현재는 아이폰과 같은 대중적인 기기에서 사용할 수 있는 소프트웨어도 제공하고 있으며, 이 소프트웨어는 환자들에게 투약 시간을 알려주기도 합니다. 이는 매우 편리한 기능인데, 대부분의 환자들이 인터넷

접속이 가능한 휴대폰을 가지고 다니기 때문이지요. 환자가 이 모든 데이터를 입력하면, 의료진은 ZumeLife 웹사이트에서 이를 확인할 수 있습니다(그림 1-4).

환자들은 이전에는 없었던 쓸 만한 데이터를 가지고 있습니다

제가 제시했던 예를 통해서 이런 의문들이 생길 수 있습니다. "환자로부터 수집할 수 있는 다른 데이터는 없을까?" 사실 기술이 양적 개선을 촉진시키고 나면 질적인 개선, 즉 가능성의 도약이 이루어지기 때문입니다. 개인건강기록 기술은 이전에는 수집할 수 없었던 데이터들까지 모을 수 있도록 도와줍니다.

이러한 데이터의 좋은 예는 의료진과 환자들이 필요하다고 생각해 수집하기로 결정을 내린 데이터들이 될 것입니다. 도움이 필요하다면 제게 메시지를 보내십시오(book@patientsknowbest.com). 그 전에 여기 두 가지 창의적인 사례를 먼저 살펴보도록 하지요.

첫째는 국립의학연구소(National Institutes of Health)의 "환자가 보고하는 결과측정 정보시스템(Patient-Reported Outcomes Measurement Information System: PROMIS)"입니다(www.nihpromis.org). 이는 환자의 신체적, 정신적, 사회적 건강과 관련된 경험을 이해할 수 있도록 하는 일련의 질문들을 담고 있습니다. 이 질문들은 엄격한 검사 과정을 거친 후 결과가 유효하다고 밝혀진 사정 도구로서, 모듈 형태로 되어 있고 영역별로 나누어져 있습니다. 질문에 대한 점수를 매겨가며 환자들에게 모든 문항을 질문하는 대신, 질문은 몇 가지 영역으로 나누어져서 각 영역 안에서 이전 문항에 대한 답변에 따라 질문들은 변화합니다.

예를 들어, 환자가 정신건강과 관련된 증상을 언급한다면 질문 문항은 그들의 수면 양상에 대해 더 자세한 질문을 던질 것입니다.

한편 2009년, Robert Wood Johnson Foundation은 Project HealthDesign이라 불리는 백만 달러가 투자된 프로그램으로 연구자들의 상상력을 사로잡았습니다. 이 프로젝트의 목표는 전통적인 의무기록에는 기록된 적이 없으나 환자들이 신경을 쓰는 내용들을 수집하기 위한 것입니다. 전통적인 의무기록은 임상적 에피소드 중에 중요하다고 생각되어 수집된 데이터만 모은 것이기 때문입니다. 그러나 환자의 입장에서는 병원에 방문했던 시간만이 생활의 전부는 아니며, 임상환경과는 다르지만 일상의 관찰은 건강과 관련된 중요한 정보가 될 수 있습니다. 예를 들어, 가족과 일의 압박으로 환자의 스트레스가 심해지거나, 체온의 갑작스러운 변화가 만성적인 통증에 불을 지피는 상황을 생각해 봅시다. 이러한 데이터는 전통적인 의무기록에서는 한 번도 포함된 적 없었던 것이지만 의료진에게는 임상기록만큼이나 중요합니다 (Project HealthDesign 2009). 개인건강기록은 환자들이 의료진을 위해 이러한 데이터를 수집할 수 있도록 도울 수 있을 것입니다.

데이터를 공유하고 통제권을 공유하십시오

환자들의 참여는 다음과 같은 딜레마를 가져옵니다. "이 데이터의 주인은 누구지?" 이 딜레마는 새롭게 등장한 것입니다. 종이에 기록하던 시절, 복사본을 만드는 것은 비용이 많이 드는 일이었기 때문에, 대부분의 환자들은 의사가 의무기록을 가지고 있을 수 있는 유일한 사람이라는 사실에 이의가 없었습니다. 이 경우 소유한다는 것은 바로 통제권을 가진다는 것을 의미합니다.

그러나 환자들이 의무기록의 복사본을 가지게 되는 순간, 그들은 변화를 만들어낼 수 있게 됩니다. 사실 환자들이 스스로 오류를 정정하고 새로운 데이터를 추가하는 상황이 더 나은 상황이라고 할 수 있습니다.

대부분의 의료진에게 있어 이러한 가능성은 불편하기도 합니다. 이러한 불편한 감정은, 변화를 만들어 내는 환자의 능력에서 비롯된 것이 아니라 환자가 무엇을 변화시켰는지 알지 못하는 의료진의 무능력함에서 기인한다는 것을 이해할 필요가 있습니다.

종이를 이용하던 시절, 의료진은 비록 그 과정이 비효율적이기는 했지만 누가 무엇을 했는지 알아내는 데 익숙했습니다. 대부분 동료의 손글씨체를 알고 있었으며, 하나의 의무기록에서 등장하는 다른 모양의 손글씨체는 적어도 하나 이상의 수정이 있었음을 의미합니다. 심지어 잉크의 상태를 보아 수정한 날짜까지 추측할 수 있었을지도 모릅니다.

현재의 전자 개인건강기록의 사용자 인터페이스는 비록 도구가 더욱더 정교한 것이라고 할지라도 이러한 단서를 제공해 주지는 못합니다. 하지만 Patients Know Best의 소프트웨어는 환자들이 수정을 더 쉽게 할 수 있도록 점진적으로 변경해 놓아 의료진이 점점 더 새로운 단서를 알 수 있도록 만들었습니다. 이 웹사이트는 또한 어떤 것이 환자가 입력한 자료이고, 의료진이 아직 체크하지 않은 항목은 무엇이며, 이미 양자가 상호 체크한 항목은 어떤 것인지 등에 대해 명확하게 확인할 수 있도록 사용자 인터페이스를 만들어 두었습니다.

상호 체크는 의료진이 환자를 믿지 못하기 때문에 만들어 둔 것이 아닙니다. 의료진은 환자들 상당수가 말하는 대부분의 내용을 신뢰합니다. 대부분의 오류는 우발적인 것이며, 예를 들자면 환자가 자세한 내용을 깜박했거나 잘못 이해했기 때문입니다. 환자가 적극적으로 담당 의료진을 속이려고 하는 아주 드문 경우에만 의도적인 오류가 발생할 것입니다. 따라서 이것은 신뢰와 관련된 문제가 아니며, 오히려 의료진이 알고 있는 것 중에 체크해야 할 중요한 항목에 대해 표시하도록 하는 것이므로 그 외의 내용은 신뢰할 수가 있게 됩니다.

만약 대부분의 의료진과 환자들에게 이 일이 옳다는 것을 직관적으로 느끼게 하고 싶다면 신뢰는 매우 중요합니다. 그러기 위해서는 통합된 기록이 있어야 할 것이며, 모든 사람이 이 기록에 같이 수정할 수 있어야 할 것입니다. 이것이 바로 환자들을 진료에 참여하게끔 하는 데 있어서 개인건강기록이 결정적으로 중요한 이유입니다.

요약

- 환자와 데이터를 공유하는 것은 그들이 의료진을 믿고 도울 수 있도록 이끌어 줍니다.
- 데이터를 공유하는 데 있어 위험성은 적으며, 의료진이 실제로 조금씩 자료를 공유해봄으로써 위험성을 더욱 낮출 수 있습니다.
- 환자들은 의료진이 가지고 있는 자신의 데이터에 접근하기를 원합니다.
- 초기부터 환자들에게 데이터에 대한 접근 권한을 주면, 환자들은 자신의 상태에 대해 더 많이 배우고 또 나아질 수 있게 됩니다.
- 환자들은 자신의 상태에 대해 알고 싶어합니다.
- 환자들은 의료진과 공유할 만한 유용한 정보를 상당히 많이 가지고 있습니다.
- 환자들로부터 얻을 수 있는 가장 흥미로운 자료 중 일부는 전통적인 의무기록에서는 찾아볼 수 없었던 것들입니다.
- 데이터를 공유하는 것은 통제권과 소유권을 공유하는 것을 의미합니다. 그리고 이것은 환자와 함께 협조함으로써 그들의 건강을 향상시킬 수 있다는 점에서 매우 가치 있는 일입니다.

References

Anderson, J.L., Dodman, S., Kopelman, M., and Fleming A., 1979. Patient information recall in a rheumatology clinic. *Rheumatology Rehabilitation* 18(245):55.

Eberlein, F., 2009. Interview with Fred Eberlein from ReliefInSite. *Patients Know Best podcast*. [Online] Available at: http://podcast.patientsknowbest.com/2009/10/01/interview-with-fred-eberlein-from-reliefeinsite/ [Accessed July 27, 2010].

Hannan, A., 2008. Interview with Dr Amir Hannan. *Patients Know Best podcast*. [Online] Available at: http://podcast.patientsknowbest.com/2008/12/21/interview-with-dramir-hannan/ [Accessed July 27, 2010].

McGuire, L.C., 1996. Remembering what the doctor said: organization and older adults' memory for medical information. *Experimental Aging Research* 22(403):28.

Menon-Johansson, A.S., McNaught, F., Mandalia, S., and Sullivan, A.K., 2006. Texting decreases the time to treatment for genital *Chlamydia trachomatis infection. Sexually Transmitted Infections* 82(1):49 – 51.

Project HealthDesign, 2009. Rethinking the power and potential of personal health records. *Robert Wood Johnson Foundation*. [Online] Available at: http://www.projecthealthdesign.org/media/file/E-primer_3.pdf [Accessed July 27, 2010].

Wicks, P., 2009. Interview with Dr Paul Wicks from PatientsLikeMe. *Patients Know Best podcast*. [Online] Available at: http://podcast.patientsknowbest.com/2009/08/05/interview-with-dr-paul-wicks-from-patientslikeme/ [Accessed July 27, 2010].

Chapter 2

환자의 프라이버시 보호하기

“나는 전문적인 진료와 관련이 있는 것이든 없는 것이든 환자들의 삶에 대해 듣거나 보았던 그 어떤 것이나 외부에 이야기해서는 안 되는 것들에 대하여, 이 모든 것이 환자의 사적인 것이라 생각하여 모든 사항에 대해 비밀을 지키겠노라.”

히포크라테스 선서

www.nlm.nih.gov/hmd/greek/greek_oath.html

대부분의 건강 관련 웹사이트는 프라이버시 정책을 가지고 있으며, 당연히 우리 웹사이트도 그렇게 해야 합니다. 그러나 PatientsLikeMe 웹사이트는 개방 철학(Openness Philosophy)을 펼칠 수 있다는 사실을 더욱 중요하게 생각합니다. 이것은 상식에 반하는 것처럼 들릴 수 있지만, 이것이 바로 우리의 획기적인 컨셉을 끌어가는 힘입니다. 모두들 알다시피, 우리는 건강관리의 경험과 결과를 공유하는 것이 바람직하다고 믿어 의심치 않습니다. 왜냐구요? 환자가 실생활의 실제적인 데이터를 공유할 때, 모든 사람이 참여하는 협력이 가능해지기 때문이죠. 새로운 치료법이 이제는 가능해졌습니다. 가장 중요한 것은 변화가 일어날 수 있다는 것입니다. PatientsLikeMe에서 우리는 더욱 원대한 목적을 가지고 열정적으로 사람들을 끌어모으고 있습니다. 임상연구에 가속도를 붙이고 망가진 의료시스템을 고치려는 바로 그 목적을 위해서 말입니다.

PatientsLikeMe 개방 정책

www.patientslikeme.com/about/openness

만약 프라이버시를 걱정하여 온라인 환경에 데이터를 저장하는 것이 위험하다고 생각한다면, Charles Gordon, Jr 사건에 대해 알아보십시오. Gordon의 아내인 Ann Chamberlain-Gordon은 남편의 간통을 의심했습니다. 법의학자로서 상까지 받았던 그녀는 무엇을 해야 할지 정확하게 알고 있었으므로, 남편의 속옷에서 발견한 유전자를 분석하였습니다. 이 결과는 이혼소송 절차 중 증거물로서 그녀의 변호사에 의해 제시되었습니다(Aldhous and Reilly 2002).

그러나 그녀의 실수는 직장의 장비를 함부로 사용했다는 데 있었습니다. 그녀의 직장이 주정부였기 때문에 Gordon의 변호사들은 그녀가 정부의 공공재산을 남용하였다고 주장하였고, 고용주가 이에 동의하여 몇 달 후 그녀를 해고하였습니다. 만일 그녀가 Test Infidelity(www.testinfidelity.com. 역자주 — 정액이나 질분비물 등을 검사하여 DNA와 비교 분석해 주는 온라인 서비스를 제공하는 회사. 배우자의 부정을 의심하는 경우나 법적인 문제, 정액 검사 시 찾는 서비스 업체)에 100달러만 투자했던들 그녀는 직업을 유지할 수도 있었을 텐데요.

유전자와 관련된 사생활 문제는 의료정보기술의 진보 때문에 발생하게 된 어려운 사안 중의 하나입니다. 최근 영국의 인류유전학 위원회(Human Genetics Commission)는 대중의 의견을 반영해서 "동의를 얻지 않은 DNA 분석은 적법한 허가 절차가 필요하다."라는 법을 제정하기에 이르렀습니다. 그러나 전 세계 어디를 둘러봐도, 유전정보를 담고 있는 피부와 머리카락이 끊임없이 여기저기 흘려지는 상황에서 개인의 건강정보가 노출될 위험성에 대항할 만한 완벽하게 안전한 보호방법은 아직 없습니다.

개인건강기록은 보안을 돕기도 하고 훼방하기도 합니다

의료진은 환자의 기록을 안전하게 보호하기 위해 맡은 바 역할을 다 해야 합니다. 보안이란 부적절한 접근을 방지하고 적절한 접근만을 가능하게 하는 것을 의미합니다.

부적절한 접근을 방지하는 것은 인터넷이 등장하면서 이전보다 훨씬 어려워졌습니다. 컴퓨터는 데이터를 복사할 수 있도록 만들어졌고, 데이터의 복사본을 저장하는 데 드는 비용은 얼마 되지 않으며, Google과 같은 곳에 광고하는 것은 매년 수십억 달러를 발생시키는 거대한 비즈니스입니다. 그러므로 정보를 우연히 누출하기는 쉽고, 다시 회수하기는 어렵습니다. 또 이 같은 사고로 영구히 기록된 데이터를 Google에서 검색이 되지 않도록 막는 것 또한 불가능합니다.

따라서 환자들의 우려는 매우 당연한 일입니다. 언론에서는 이 같은 공격을 대개 악의 있는 해커들의 소행으로 발표합니다. 모든 개인건강기록(Personal Health Record: PHR) 시스템은 이러한 우려를 불식시키기 위해 엄중한 보안 규약이 딸려 있습니다. 그러나 문제에 대한 우려가 커질수록 악의를 품은 사람들은 예상치 못한 경로를 통해서 개인의 데이터에 접근 권한을 얻게 됩니다. 의료기관의 IT 보안팀은 이러한 공격으로부터 데이터를 방어하기 위해 존재하지만, 이들의 임무가 성공하려면 사용자의 협조가 절대적으로 필요합니다. 긴 비밀번호를 만들고, 이를 사람들에게 알리지 않으며, 사용하지 않을 때에는 컴퓨터를 잠가 놓으라는 그들의 지시를 충실히 따르는 것이지요.

언론이 발표한 또 다른 시나리오는 의료진이 환자의 데이터 복사본을 집으로 가져간 뒤 이를 잃어버리는 경우입니다. 예를 들어 2006년 5월 3일, 미국 보훈처(Veterans Affairs)의 직원 하나가 집에서 랩탑과 외장 하드드라이브를 도둑맞았습니다. 그 랩탑과 외장 하드드라이브에는 2,650만 명의 이름, 생일, 사회보장번호(Social Security Number) 등의 정보가 들어 있었습니다(Lee 2006).

이렇게 해서는 안 됩니다. 환자의 데이터를 집으로 가져가지 마십시오. 그리고 만약 컴퓨터에 환자의 데이터를 복사해야만 한다면, 반드시 IT 보안팀이 제공한 소프트웨어를 이용하여 암호화하십시오.

반면, 적절한 접근에 대해서는 개인건강기록 시스템을 이용하면 더욱 편리합니다. 왜냐하면 중요한 데이터에 대한 적어도 하나의 복사본을 컴퓨터 내부에 만들어 놓기 때문입니다. 게다가 Google, Microsoft, 그리고 Patients Know Best와 같은 개인건강기록 회사는 믿을 만한 백업을 자주 하는 전문가이기 때문이죠.

개인건강기록은 프라이버시를 보호해 줍니다

프라이버시를 지키는 일은 보안보다 더욱 어려운 문제인데 아직까지 충분히 논의되지도 못했습니다. 이것은 누구의 접근을 적절하다고 여길지 결정하는 환자의 능력에 달려 있습니다. 환자의 프라이버시는 많은 위협을 받고 있지만 다행히 환자를 보호할 수 있는 많은 조치들이 있습니다. 여기에서 의료진의 역할이 매우 중요한데, 그러나 이 장에서는 가족에 초점을 맞추도록 하겠습니다. 이러한 이야기가 이전에는 다루어진 적이 거의 없기 때문이죠.

개인건강기록이 없다면 대부분의 병원들은 프라이버시를 올바르게 처리하지 못할 것입니다. 예를 들어, 제 아내가 다니는 병원에 전화를 건 어느 여자든, 제 아내의 이름과 생일을 안다면 아내의 검진 결과를 확인할 수 있을 것입니다. 반대로 남자의 목소리를 가진 제가 전화를 건다면, 직원은 전화 너머로 제 아내의 동의를 구할 것입니다. 아니면 최소한 제 아내의 이름과 생일을 알고 있는 어느 여자에게 동의를 구하겠지요. 게다가 제 아내가 일단 허가를 해준 이후에는 그 직원은 걸려오는 모든 전화에 대해서 계속해서 그렇게 할 것입니다. 왜냐하면, 직원에게는 동의를 추적할 수 있는 도구가 없거든요. 그러나 개인건강기록은 동의를 추적하기 위한 뛰어난 기능이 있습니다.

이것은 매우 중요합니다. 왜냐하면, 가족들이 환자의 프라이버시에 주요한 위협이 될 수 있기 때문이지요. 물론 대부분은 선의를 가지고 있으며 매일 환자의 진료와 안녕을 위해 많은 기여를 하고 있습니다. 그러나 환자들에게는 취약한 부분이 있기 마련이며, 가족은 환자와 너무 가깝기 때문에 이런 취약점을 악용할 수도 있습니다. 예를 들어, 부모는 사춘기 딸의 생식기능과 관련된 의무기록을 보기 위해 그녀의 기록을 보려고 할 수 있고, 신체적 장애가 있는 환자들은 보호자들로부터 비밀번호를 내놓으라고 들볶일 수도 있습니다.

의료진이 환자들을 가족으로부터 지키기 위해서는 두 가지를 지켜야 합니다. 먼저 사진을 이용하여 환자의 신원을 확인한 후에만 데이터에 대한 접근 권한을 승인해야 할 것입니다. 메일로 환자 포털의 비밀번호를 보내서는 안 되는 이유는 가족들이 이를 가로챌 수 있기 때문입니다. 둘째로, 환자가 가족들의 압력 없이 독자적으로 데이터에 대한 요청을 한 것인지를 확인해야 합니다. 가족들이 환자를 괴롭힐 수 있는 상황일 때에는 그들에게 접근 권한을 주어서는 안 됩니다.

의료진이 이 두 가지 장애물을 확실히 극복했다면 이제 환자 옆에는 정말로 환자에게 도움을 주는 가족들만이 남아 있게 됩니다. 의료진은 그들을 잘 활용해야 합니다. 가족들은 환자보다 더욱 부지런하게 증상일지를 채우고, 예방적인 관리를 하기 위해 더욱 적극적으로 의료진과 접촉할 것입니다. 환자의 동의하에 이러한 가족에게 환자의 기록에 대한 접근 권한을 주는 것은 그들이 환자를 더욱 쉽게 돌볼 수 있게 도와주는 것입니다.

환자들에게 프라이버시를 보호하는 방법에 대해 조언해 주십시오

의료진이 환자에게 할 수 있는 조언은 간단합니다. "공개적으로 개인정보를 게시하지 마세요." 중요한 것은 고용주와 보험회사 직원들도 개인정보를 이용할 수 있다는 것입니다. 고용주와 보험회사가 건강정보를 이용해서 직원과 고객을 차별 대우하는 일이 없도록 보호하기 위한 법이 있는 나라들도 있습니다. 미국이 유전자 정보 차별 금지법(Genetic Information Nondiscrimination Act: GINA)을 가지고 있는 것처럼요(www.genome.gov/24519851).

그러나 이러한 법은 집행하기가 어렵고 돈이 얼마나 들어가느냐에 따라서 성패가 달려 있습니다. 2005년 월마트 감시단(Wal-Mart Watch)은 의료보험 비용을 많이 지출하는 직원을 가려내어 차별하는 월마트의 비윤리적인 행위를 폭로한 바 있습니다. 앞으로 점점 더 공개가 가능한 개인식별정보를 색인하고 해석하는 첨단기술의 기능은 발전해 나갈 것입니다.

기억해야 할 것은 공개적으로 정보를 공유함으로써 혜택을 얻기 위해 개인정보까지 제공할 필요는 없다는 것입니다. 예를 들어, 다른 사람들에게 조언을 얻기 위해 환자는 얼굴을 제외한 피부 병변 부위의 사진과 함께 증상을 게시할 수는 있지만, 주소와 직장명, 휴대폰 번호 등을 누설할 필요는 없지요. 또한 환자는 직장 이메일 주소를 사용하거나 자신의 이름이 들어간 이메일 주소를 사용하지 말아야 합니다(예를 들어, 자신의 이름@기관고유명.기관유형.국가명: john.smith@harvard.edu.us). 이러한 간단한 예방책이 위험을 줄이는 데 큰 도움을 줄 수 있습니다.

그러나 물론 모든 환자들이 이 조언을 따르지는 않을 것입니다. 웹사이트 PatientsLikeMe(www.patientslikeme.com)에서는 수천 명이 넘는 HIV 환자들이 자신의 HIV 질병력에 대한 정보를 사이트에 게시합니다. 환자들의 사진과 거주지, HIV 증상, 그리고 여러 가지의 정보들이 온라인에 게시됩니다.

이런 환자들은 커뮤니티의 다른 회원들과 비교하고 피드백을 주고받으며 자신의 정보를 더 많은 사람들과 공유함으로써 더 나은 진료를 받을 수 있다고 믿고 있습니다. PatientsLikeMe는 틀림없이 이러한 환자들의 건강증진이나 질병관리에 중요한 기여를 하고 있습니다. 그러나 이 웹사이트가 환자들에게 혜택을 누리고 싶으면 개인정보를 공개하라고 강요한 것도 아닙니다.

환자의 프라이버시를 보호하고 환자들에게 자신 스스로를 지키는 방법에 대해 조언해 주는 동시에, 의료진 역시 자신의 프라이버시를 스스로 보호해야만 합니다.

의료진의 프라이버시도 지켜야 합니다

나는 지금 내가 일하고 있는 NHS(National Health Service. 역자주 — 공적 자금으로 운영되고 있는 영국의 국민건강보험이자 국립의료기관)가 있는 Dover에 살고 있어. 재수 없지만 먹고 살기 위해서지. 아무것도 변한 게 없어…….

Eastern and Coastal Kent PCT(Primary Care Trust)
전략기획실 과장대리, Caroline Davis의 소셜 네트워크 프로필에 있는 문구

의사들은 그들에 관한 개인신상정보가 인터넷에서 보여질 수 있다는 것을 알아야 합니다. 그리고 환자와 언론매체들이 이러한 정보를 볼 수도 있다는 것을 예상해야 하지요. 이것은 의사면허증이나 근무하는 병원의 진료시간과 같이 분명하거나 공개하기 적절한 데이터만은 아닙니다. 오히려 매우 사적이지만 실제로는 널리 공개될 수 있는 것들도 포함되어 있지요. 예를 들어 Davis 양의 경우에, 소셜 네트워크 서비스에 써 놓은 문구가 인터넷에 공개되는 바람에 많은 사람들이 그것을 알게 되었고, 언론의 관심이 뒤따르자 그녀의 고용주가 징계 처분을 내렸던 사실을 우리는 알고 있습니다. 2009년에 영국의 언론매체들은 후에 British Secret Intelligence Service(역자주 — 영국의 국가보안기관으로서 국방부와 함께 국가의 안보를 위한 비밀 임무를 수행하지만, 웹사이트에서 간략하게 자신들의 임무에 대하여 대중에게 알리고 있음)의 수장이 된 John Sawers 경의 아내의 Facebook 계정을 뒤져 보았습니다. 그들은 이들 부부가 런던의 한 아파트에 살고 있으며, 세 명의 성장한 자녀들과 부모님이 어디에 살고 있는지까지도 알게 됩니다.

Facebook(www.facebook.com)과 같은 소셜 네트워크 웹사이트는 마치 프라이버시를 존중하는 것 같지만, 사실은 홍보와 전파라는 비즈

니스 모델을 따르고 있다는 점에서 사람들이 착각하고 잘못 알고 있는 사례입니다. 달리 말하면, 사람들은 이곳에서 친구들과 사적인 대화를 나누는 듯한 느낌을 얻기 때문에 편안하게 정보를 공유하게 됩니다. 하지만 근본적으로 Facebook과 같은 사이트는 개인의 메시지가 가능한 한 더 멀리 더 넓게 퍼져 나갈 때 이익을 보게 되지요. Facebook에서 사람들이 느끼는 편안함은 마치 자신의 차 안에서 느끼는 편안함과 같습니다. 사적인 공간 같지만, 모든 사람이 볼 수 있는 바로 그런 곳이라는 말입니다.

특별히 전문가를 위해 만들어진 사이트에서도 의료진은 방심해서는 안 됩니다. 예를 들어, 미국의 Sermo(www.sermo.com)와 영국의 Doctors.net(www.doctors.net.uk)은 의사들을 위해 디자인되었으며 접근을 허용하기 전에 사용자에게 의사면허증 번호를 요구합니다. 그러나 이 사이트에 언론매체들도 역시 접속하고 있으며, 의사들은 계좌를 해킹당할 수도 있습니다. 심지어 동료들 역시 사적인 공간에서 말했던 이야기를 가지고 그 당사자를 공개적으로 비난할 수도 있습니다.

그러므로 의료진은 그들이 말하는 모든 것이 공개적으로 영원히 공유될 수 있다는 것을 예상해야 합니다. 비전문가들과 비교했을 때 전문가들이 감내해야 하는 책임감에 대해 생각한다면, 이것은 공평하지 않은 것처럼 느껴질 수 있습니다. 그러나 반대로 전문가가 된다는 것의 특권은 무료 웹사이트들이 제공해줄 수 있는 그 어떤 혜택보다도 훨씬 더 중요합니다.

항상 전문가처럼 행동하는 것이 나쁜 것은 아닙니다. 온라인에서 자신에 대한 정보를 추가하기 전에 Steinbeck의 글을 생각해 보십시오. 그의 말은 유념해야만 합니다.

요약

- 의료 기술과 컴퓨터 기술의 발전은 프라이버시를 지키는 일을 점점 더 어렵게 만듭니다.
- 의료진은 환자의 데이터를 보호하기 위해서 그 역할을 다해야 합니다.
- 보안은 부적절한 접근을 방지하고 적절한 접근만을 가능하게 합니다. 반면에 프라이버시는 개인에 관하여 어떠한 것이 적절한 접근인지를 결정하는 것입니다.
- 개인건강기록은 환자가 직접 자신의 데이터를 관리하도록 함으로써 프라이버시 보호를 돕습니다.
- 개인건강기록은 환자의 동의하에 시간에 따른 변화를 자동추적합니다. 그러므로 환자가 손수 빈번히 이를 체크할 필요가 없습니다.
- 환자에게 개인정보가 드러날 수 있는 임상 데이터를 공개적으로 게시하지 않도록 조언해 주십시오. 비록 그들이 이 조언을 무시할지라도요.
- 또한 의료진 자신에 대한 프라이버시를 지키는 것 역시 잊지 말아야 합니다. 특히 개인적인 의견이 거꾸로 추적되어 전문적인 지위와 연계되어 공개될 가능성을 생각했을 때는 더욱 주의해야 합니다.

References

Aldhous, P. and Reilly, M., 2002. Special investigation: who's testing your DNA? *New Scientist*, Issue 2692 [Online]. Available at: http://www.newscientist.com/article/mg20126924.100-special-investigation-who-is-testing-your-dna.html?full=true [Accessed September 3, 2009].

Barbaro, M., 2005. Wal-Mart memo suggests ways to cut employee benefit costs. *The New York Times*, October 26. [Online] Available at: http://www.nytimes.com/2005/10/26/business/26walmart.ready.html [Accessed July 27, 2010].

Lee, C., 2006. Stolen VA laptop and hard drive recovered. *The Washington Post*, June 30. [Online] Available at: http://www.washingtonpost.com/wp-dyn/content/article/2006/06/29/AR2006062900352.html [Accessed July 27, 2010].

Chapter 3

온라인 환자 커뮤니티

> 1599년 미얀마의 국왕 Nandabayin은 자기 나라를 방문한 이탈리아 상인으로부터 베니스가 왕이 없는 자유국이라는 말을 듣게 되자 웃음이 터져 죽을 지경이었습니다.
>
> Schott(2002)

기술적으로 개인건강기록(Personal Health Record: PHR)은 환자 커뮤니티와 분리되어 있어야만 합니다. 왜냐하면, 개인건강기록은 환자의 개인적인 기록인데 반해 온라인 커뮤니티는 공개적인 토론의 장이기 때문이지요. 그러나 만일 환자가 온라인 커뮤니티로부터 개인건강기록에 담긴 데이터의 용도를 배울 수 있다면, 그곳에 담긴 데이터의 가치는 크게 향상될 것입니다. 게다가 환자의 수가 의료진의 수보다 월등히 많고, 그들의 의견이 종종 의료진의 것만큼이나 중요하다는 점에서 볼 때 환자 커뮤니티는 참여의료(Participatory Medicine)의 좋은 사례가 될 수 있습니다. 중요한 점은 이러한 환자 커뮤니티가 의료진에게는 임상적, 재정적, 학문적으로 유용하게 이용될 수 있다는 것입니다.

제가 인터넷을 처음 사용했을 때의 경험은 이들 온라인 커뮤니티의 힘에 대해서 믿기 어려울 만큼 놀라운 가르침을 주었습니다. 때는 1994년, 대학에 입학한 후 첫 번째 달이었습니다. 컴퓨터과학 담당 교수님은 제게 관심 있는 특정 소프트웨어 프로그램을 찾는 법을 알려 주지는 않고 단지 "인터넷을 찾아봐"라고 말씀하셨지요.

전산실로 달려간 저는 포럼을 이용하는 법에 대해 찾아서 읽기 시작했습니다. 1994년에도 웹브라우저가 있었지만 저는 그것을 알지 못했고, 대신 흑백의 스크린과 키보드 명령어와 씨름하고 있었습니다. 제가 잘 알지도 못하는 인공지능 포럼의 회원들에게 올린 질문이 그들에게 어떻게 들렸을까를 생각하면 지금도 참으로 당황스럽습니다. 그러나 어떤 이유에선지 그중의 하나가 제 주소를 물어보는 것으로 응답했고, 저는 낯선 사람에게 정보를 알려 주는 것이 얼마나 위험한지에 대해서 생각조차도 하지 못한 채 그에게 제 집 주소를 알려 주었습니다. 몇 주 뒤에 캐나다 대학의 어떤 교수로부터 플로피 디스크 하나가 도착했습니다. 그 디스크에는 제가 요청했던 소프트웨어가 들어 있었습니다.

오늘까지도 저는 그가 왜 그랬는지 알지 못합니다. 명백히 그는 학문적으로 매우 성공한 사람이었고 저는 경험 하나 없는 대학생에 불과했지만, 그는 저를 돕기 위해 기꺼이 시간과 자원을 내준 것입니다. 지난 15년 동안 저는 인터넷이 도움을 주려는 사람들로 가득하다는 것을 알게 되었습니다.

그러나 인터넷의 힘은 선의를 가진 이용자들이 얼마나 많은가에 달린 것은 아닙니다. 그보다는 좋은 행동에 집중하고 나쁜 행동을 구분해 내는 인터넷의 능력에 달려 있습니다. 이 때문에 Google을 이용해서 검색할 때, 대부분 위에 검색되어 나오는 세 가지 결과 정도까지만 유용한 것입니다. 그 외에 수십억 개의 결과들은 질적으로 매우 다양하며, 평균적으로는 대개 형편없는 결과를 제공할 뿐입니다. 그러나 Google은 10억 개 가운데서 최선의 검색 결과를 집중적으로 보여주려고 노력하고, 이들은 매우 높은 수준의 결과물을 제공할 수 있게 되었습니다. 건강 분야에서 가장 많이 이용되는 웹사이트인 위키백과(Wikipedia)는 전 세계에 있는 자원봉사자들의 커뮤니티에 의해 작성된 1,300만 개의 주제에 대한 백과사전입니다. 이 자원봉사자들은 Wikipedian(역자주 — 위키백과 사용자 모임)이라고 불리는데, 위키백과를 만드는 데 기여한 사람 중 가입자들만 해도 천만 명 이상이며, 그 외에도 헤아릴 수 없이 많은 사람들이 위키백과를 편집해 주고 있습니다.

위키백과: 세상에서 가장 큰 커뮤니티

일반적인 대부분의 의사와 간호사라면, 익명의 자원봉사자가 의료나 건강에 대한 정보를 작성하고 환자가 그에 따라 어떤 조치를 취한다는 것을 끔찍하다고 생각할 수 있겠지요. 또 환자가 이들로부터 배운 것을 가지고 자신의 전문지식을 무시한다고 생각해 보았을 때, 이러한 사실이 미국 국립보건원(National Institutes of Health: NIH)의 과학자들을 얼마나 낙담시킬지를 상상해 보십시오. 이들 각각은 그들의 분야에서는 세계적인 권위자이지만, 위키백과 페이지에서는 다른 모든 사람들과 똑같은 취급을 받습니다.

국립보건원은 2010년 7월 16일, 과학자들을 위해 Wikipedia Academy를 운영하기 시작하였습니다. 이것의 목적은 과학자들에게 세상에서 가장 큰 백과사전을 만드는 데 참여하는 법을 가르치기 위함이었습니다. 더 자세한 내용은 웹페이지 http://wiki.patientsknowbest.com/wikipedia를 참고하십시오. 제가 가르쳐 드릴 것이 한 가지 있다면, 혹시나 위키백과에서 오류를 발견하신다면, 그것을 수정하시면 된다는 것이지요.

이는 위키백과가 많은 오류를 포함하고 있다는 뜻은 아닙니다. 2005년 Nature지는 위키백과에서 과학에 관련된 기사 50개를 무작위로 선택하고, 동일한 내용을 Britannica 백과사전에서 찾아내어 상호 비교하였습니다. 이 두 가지 백과사전들에는 각각 4개의 심각한 오류가 있었으며, 실제적인 오류나 생략과 오해하기 쉬운 진술 등이 위키백과에는 162개, Britannica에는 123개 포함되어 있었습니다. 두 사전의 차이점은 위키백과가 무료이기 때문에 이러한 오류 정도는 참을 만하다는 점이 아닙니다.

정말로 중요한 차이는 이 두 기관이 오류에 어떻게 반응했는가에 있습니다. Britannica는 다음 날 뉴욕 타임즈에 자신의 우수성에 대해 전면 광고를 하는 데 돈을 썼는데 반해, Wikipedian들은 오류를 수정하는 데 시간을 투자하였습니다. 다음 날 위키백과는 Nature지로부터 더 이상 오류가 없다는 것을 확인받았으나, Britannica는 여전히 오류를 그대로 가지고 있었습니다. 심지어 Wikipedian들은 위키백과에 단독 페이지를 만들어, Britannica의 오류를 목록화하고 이를 수정해 놓기까지 했습니다(Wikipedia 2005).

오류를 수정하는 것은 간단한 일입니다. 〈그림 3-1〉은 인플루엔자에 대한 위키백과 페이지의 스크린 샷입니다(http://en.wikipedia.org/wiki/Influenza). 페이지 상단에는 "편집(edit this page)"이라고 적힌 버튼이 있습니다. 이 버튼을 누르면 〈그림 3-2〉와 같은 페이지를 볼 수 있지요.

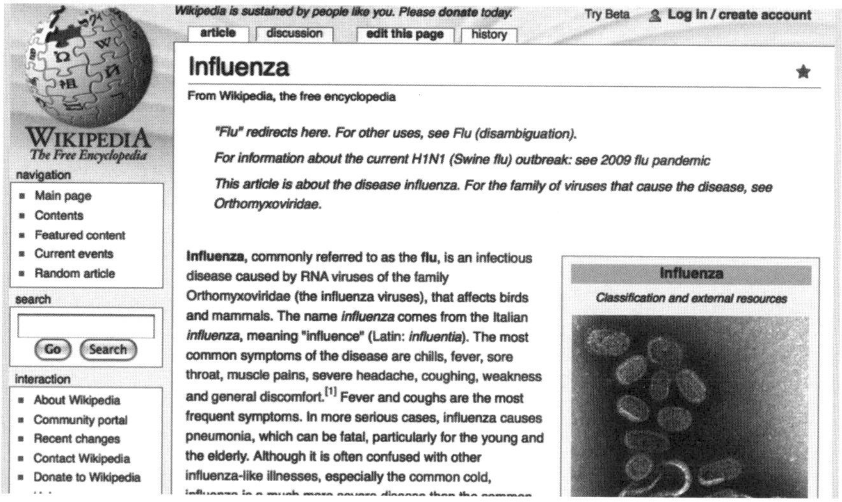

그림 3-1. 인플루엔자에 관한 위키백과 페이지

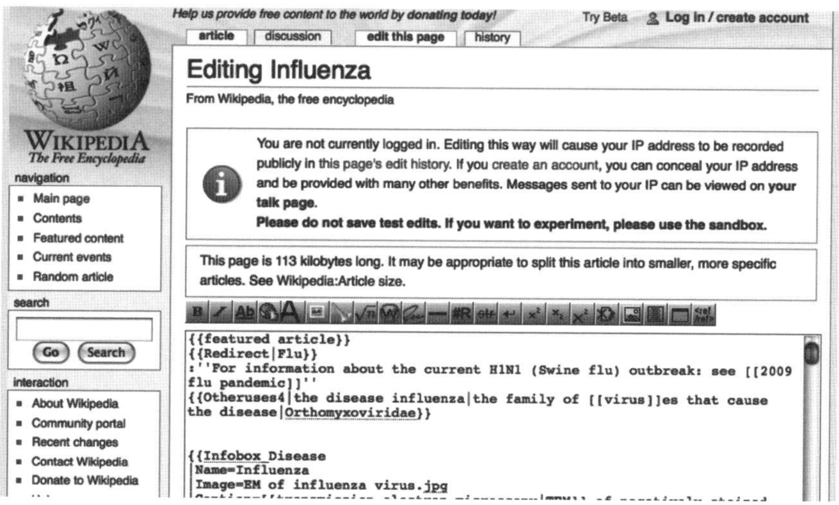

그림 3-2. 인플루엔자에 관해 위키백과를 편집하는 페이지

텍스트가 있는 하얀 직사각형의 칸 안에 수정하는 내용을 담을 수 있습니다. 틀린 내용이 적힌 줄을 찾아내어 이를 수정하고, "저장(save

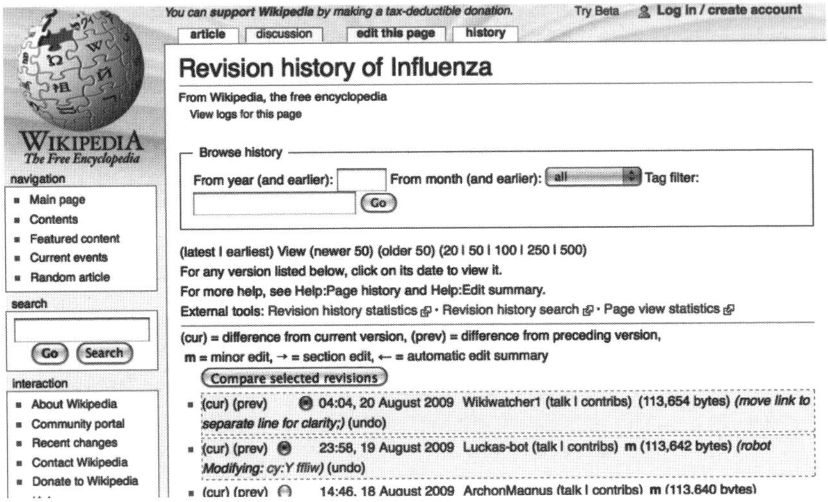

그림 3-3. 인플루엔자에 관한 위키백과의 변경 내력

page)" 버튼을 클릭합니다. 이제 교정한 내용은 위키백과를 이용하는 모든 독자들이 즉시 볼 수 있습니다. 2010년 5월에만 630만 명이 이 페이지에 접속하였으며, 따라서 개인이 교정하는 영향력은 실로 거대합니다.

대부분의 사람들은 이러한 과정을 들으면 충격을 받습니다. 일부는 이를 믿지 못하기 때문에 충격을 받는데 만약 의심이 가시면 직접 교정해 보십시오. 웹상에서 네 번째로 인기 있는 웹사이트이며, 세상에서 가장 많이 이용되는 백과사전을 교정하는 것은 이처럼 간단한 일입니다.

그러나 상상하고 있는 모든 위험성과는 달리, 위키백과 커뮤니티는 높은 수준의 내용을 낮은 오류율로 만들어 냅니다. 이것이 가능한 것은 그들이 의료 출판업계가 상상할 수 없는 규모의 동료평가(peer review) 도구를 가지고 있기 때문입니다. 먼저 "편집" 버튼의 오른쪽에는 "변경 내력(history)"이라는 또 다른 버튼이 있습니다. 인플루엔자 페이지에서 이를 클릭하면 〈그림 3-3〉과 같은 화면을 볼 수 있습니다.

이것은 변경된 내용과 크기, 그리고 누가 변경하였는지를 보여줍니다. 두 개의 버전을 선택해서 무엇이 변했는지 정확히 알기 위해서 둘을 비교할 수 있습니다. 소프트웨어가 선명한 빨간색으로 삭제된 내용과 추가된 내용을 강조해서 보여주는 덕분이지요. 두 번 클릭하면 이전 버전으로 되돌아갈 수 있습니다. 비록 이것이 위키백과를 훼손하기 쉬운 것으로 보이게 만들 수 있지만, 이전 버전으로 다시 돌아가는 것이 훼손되지 않은 버전을 보는 것보다 더욱 쉽습니다.

Wikipedian의 방침상 상호감시(monitoring)와 되돌아가기(reversion)는 신속하고 빈번하게 나타납니다. 예를 들어, 어떤 사람이 기사 내용을 뻔뻔스럽게 몽땅 삭제해버린 훼손을 다른 사람들이 보게 된다면, 그들은 재빨리 이전 버전으로 되돌리면 됩니다. 그러나 그런 정도로 심한 변화가 아니라면 그들은 변화된 것들이 맞는지 증거를 찾아봅니다. 만약 증거가 부족하다면, 참고문헌을 찾거나 아니면 이전 버전으로 되돌리지요. 이것이 의료 출판업계가 그렇게도 갈망하는 동료평가의 모든 정확한 과정입니다. 그러나 출판업계의 그 누구도 천만 명의 열정에 찬 자원봉사자들을 가지고 있지 못하며, 그들 중 극소수만이 위키백과의 원동력이 되고 있는 강력한 변화 추적 소프트웨어(change tracking software)를 이용하고 있을 뿐입니다.

마지막으로, 이러한 Wikipedian들의 활동으로부터 배우고 여기에 기여하고 싶다면 자원봉사자들의 토론의 장을 살펴보십시오. 인플루엔자 페이지에 대해 진행되는 토론을 보고 싶다면 "토론" 버튼을 클릭하십시오(그림 3-4). 예를 들어, 글을 쓸 때 병원균 퇴치에 있어 발열의 중요성, 교과서와는 다른 모양으로 내용을 이해하기 좋게 배치하기,

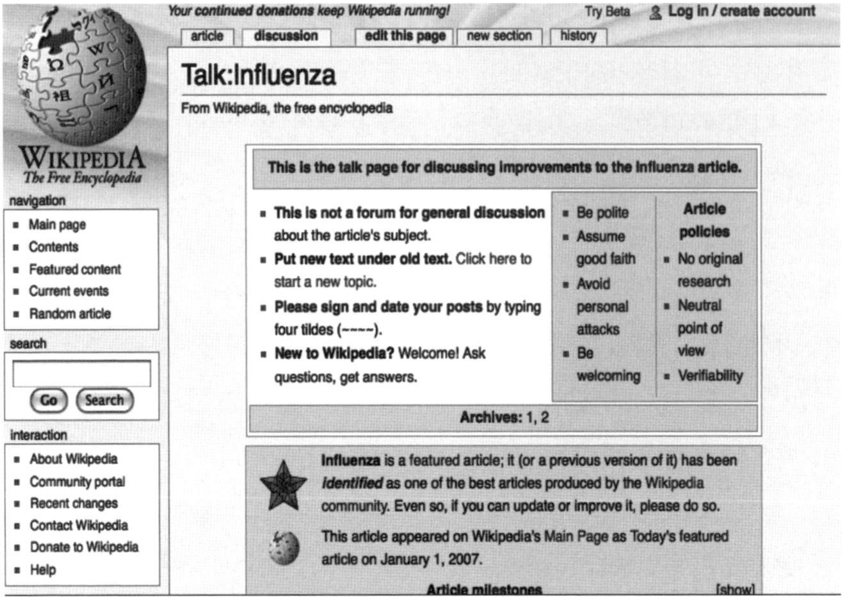

그림 3-4. 인플루엔자에 관한 위키백과의 편집 토론

1989~1990년 독감 유행에 대한 사실이라든가 인플루엔자 단어의 어원에 대해서 Wikipedian들이 토론하고 있는 것을 볼 수 있습니다.

대부분의 의료진들에게 위키백과에 참여하는 것은 큰 관심 대상이 아닙니다. 어떤 사람들은 이 과정 자체가 즐겁고, 많은 환자들의 복지에 기여한다고 생각하기 때문에 이를 기꺼이 하지요. 다른 사람들은 자신이 해당 질병에 있어 세계적인 전문가이며, 국립보건원의 Wikipedia Academy가 이를 장려하기 때문에 이를 하고 있을 것입니다. 그러나 앞으로 의료진들은 이와 같은 동료평가 도구를 사용하는 것에 익숙해져야만 합니다. 왜냐하면 이 도구는 비전문가들과 함께 임상정보에 대해 토론하는 방법을 이해하는 데 매우 유익하므로 이러한 과정은 꼭 배울 필요가 있습니다.

커뮤니티의 가치 의료기관의 팀원 중 적어도 한 사람은 환자 커뮤니티에서 이루어지는 토론 과정에 참여하는 것이 좋습니다. 이러한 환자 커뮤니티는 적절하고 효율적이고 공감할 수 있으며 공개적인 도움을 줄 것입니다.

David de Bronkart(역자주 — ePatient의 효시가 된 환자. http://patientdave.blogspot.com)의 사례는 중요한 정보를 제공하는 온라인 토론의 중요성을 잘 보여줍니다. 암으로 처음 진단받았을 때 그는 평균적으로 볼 때 앞으로 6개월가량 살 수 있다는 말을 들었습니다. 이것은 누가 들어도 정신이 번쩍 들게 하는 끔찍한 소식입니다. David은 그때 자신의 담당 의사인 Daniel Sands 박사가 해준 일을 매우 고마워했습니다. "제 주치의인 Sands 박사는 저에게 ACOR을 처방해 주었습니다." "암 온라인 자원 협회(Association of Cancer Online Resources: ACOR, www.acor.org)"를 통해서 그는 다른 환자들과 의료진과 함께 자신의 병에 대해 온라인상에서 의견을 주고받았습니다. 그리고 그곳에서 그는 소위 "평균"이라는 것이 진정으로 의미하는 바를 알게 되었습니다. "평균"이란 그와 같은 상황에 있는 50%의 환자가 6개월을 못산다 하더라도, 다른 50%의 사람들은 더 오래 산다는 것을요. 운 좋게도 그는 더 오래 사는 환자들 중의 한 명이었고, 몇 년이 흐른 후에도 그는 여전히 암이 재발하지 않은 상태입니다.

"평균"이란 단지 David와 같은 환자들이 매일 필요로 하는 맞춤식 조언 중의 하나일 뿐입니다. 환자들이 볼 수 있는 일반적인 관련 정보를 많이 만드는 것만이 정답이 아닙니다. 이것은 "평균"에 대한 이야기만을 하고 있으니까요.

그러나 의료진의 입장에서 볼 때, 환자들과 개인적으로 앉아 이야기할 시간이 부족한 것도 역시 사실입니다. 이럴 때 온라인 토론은 효과적입니다. 환자들과 의사들이 David에게 "평균"의 의미에 대해 가르쳐 주었을 때, 그곳에 함께 참여했던 다른 사람들도 모두 알게 되었을 것입니다. 이와 같은 답을 주기 위해서 커뮤니티 전체가 협력할 것이고, 환자들이 의료진보다 더 열심히 노력함에 따라서 의료진이 개인적으로 환자를 위해서 해 주어야 하는 작업량을 줄여줄 수 있겠지요. 그리고 의료진은 진료 마감 시간에 쫓기지 않으면서도 자신의 질병에 대한 풍부한 경험이 있는 환자와 대화를 나눔으로써 배움을 얻을 수도 있을 것입니다.

또한 공감을 통해 의료진이 실수한 부분에 대해서 환자들로부터 배울 수도 있습니다. David의 사례를 봅시다. 그는 자신의 블로그에 방사선과에 예약을 잡으면서 생겼던 일을 올려놓았습니다(de Bronkart 2009). 전화상으로 그는 예약이 필요 없으며 원하는 시간에 언제든지 할 수 있다는 말을 듣고는 그렇게 했습니다. 그러나 정작 방사선과에 갔다가 45분 이상 기다려야 하는 줄을 발견하고는 그대로 돌아올 수밖에 없었고, 예약을 잡기 위해 다시 전화를 했습니다. 하지만 그날 진료를 받기 위해서는 늦은 시각으로 잡아야 했기 때문에, 그는 그다음 날 다른 예약을 겨우 잡을 수 있었습니다.

놀라운 일은 그다음에 발생한 일입니다. 방사선과에서 일하는 어떤 사람이 이 블로그를 보고 David에게 연락하였습니다. 이 경험을 통해서 방사선과 팀은 자신들이 전화로 환자들과 이야기할 때는 어떻게 해야 하는지에 대하여 더욱 명확하게 알게 되었으며, 더 이상 David처럼 시간을 낭비하는 환자들이 없도록 노력하게 되었습니다.

이처럼 의료진은 스스로 무엇을 잘못 했는지를 깨달을 수 있을 뿐 아니라, 다른 사람이 잘한 일에 대해서도 배울 수 있습니다. 진료에 대해 온라인상에서 의견을 보내 주는 환자들은 다른 기관에서 일하는 다른 의료진이 절대로 해줄 수 없는 이야기와 보수교육 강좌가 절대로 알려줄 수 없는 것들에 대해 이야기해줄 것입니다. 저의 예를 말씀드리자면, 언젠가 병원에 가서 진료를 다 받고 끝나갈 무렵에 저는 이전 담당 의사가 했던 일에 대해 말을 한 적이 있습니다. 의사는 바로 호기심을 보였고 많은 질문을 쏟아내었지요. 저는 두 병원이 경쟁관계라는 것을 알고 있었기 때문에 이러한 정보가 두 병원의 서비스를 향상시키는 데 유용할 것이라 생각했습니다. 집에 도착했을 때 저는 제 병에 대해 온라인 포럼을 살펴보았습니다. 1시간도 채 안 되어서 저는 환자들이 올려놓은 많은 글을 보고서 제가 사는 근처에 있는 모든 의원에 대한 충분한 정보를 얻을 수 있었습니다.

저의 말은 경쟁자에 대한 스파이가 되라고 제안하는 것은 아닙니다. 제발 부탁이니 경쟁자들로부터 배우십시오. 어떤 진료 방법이 최선일지를 밝히려고 우리가 노력할 때에만 진료 방법의 다양성은 쓸모가 있게 됩니다. 그러나 대부분의 경우, 한 의사가 다른 의사의 진료 방법과 그 결과를 무시하기 때문에 진료 방법을 달리한다는 것은 의료 자원의 소모이며 환자들에게는 해가 될 뿐입니다.

마지막으로, 온라인상에서 환자들을 도와주는 과정에서 얻게 되는 명성은 돈을 주고 광고를 하는 것보다 더 훌륭하면서도 값싼 홍보 방법입니다. 프로필을 통해서 자신이 참여하고 있는 토론의 장과 가지고 있는 전문적 지식에 대해 보여주는 것이 광고보다 더 나은 효과를 제공할 것입니다.

그렇다면 어떻게 시작해야 할까요?

커뮤니티와 의사소통하기

우선 현재 활동이 왕성한 커뮤니티에 가입하는 것이 최선의 방법이 될 것입니다. 커뮤니티를 새로 만들고 싶어도 간단하고 값싼 방법이 있습니다. 그러나 이미 현재 활동 중인 커뮤니티로부터 많은 혜택을 얻고 있는 환자들을 새로 만든 커뮤니티에 다시 가입시키는 것은 어렵고도 비용이 많이 드는 일이 되겠지요.

MedHelp(www.medhelp.org)와 같은 사이트는 임상적인 토론에서 사회자 역할을 하고 있습니다. 이런 사이트를 이용하거나 혹은 관심이 있는 질병을 다루는 환자 단체에 연락함으로써 현재 활동 중인 커뮤니티 리스트를 받을 수 있을 것입니다.

일단 커뮤니티에 가입했다면 진행 중인 토론을 따르는 것부터 시작해 보세요. 자신의 의견을 제시하기 이전에 다른 사람들이 어떻게 반응하고 있는지를 몇 주에 걸쳐 관찰하십시오. 충분한 관찰 후에 질문에 답변을 달기 시작했다면, 답변에 더해서 더 많은 정보가 담긴 웹페이지의 링크를 반드시 포함시키도록 합니다. 약어의 사용은 피해야 하지만 동시에 표현은 간결한 것이 좋습니다. 환자들이 병원에 진료를 예약할 수 있도록 의료진의 이름과 병원 연락처 역시도 반드시 포함시키도록 하세요. 그러나 신원을 밝히게 되면, 의료진 개인의 견해가 자신이 소속된 병원의 명성을 높여서 더 믿음직스럽게 만들어야 한다는 책임감을 동시에 떠안게 됩니다. 항상 긍정적으로 말하고, 환자의 문제를 해결하는 데 집중해야 할 것이며, 자신과 의견이 다르다고 할지라도 도움을 주려고 노력하는 다른 사람들을 비판해서는 안 됩니다. 대신에 자신이 동의하지 않는 이유에 대해서 조리 있게 이야기하는 데 초점을 맞춘다면 좋겠지요.

자신만의 커뮤니티를 정말로 시작하고 싶다면, 기술적으로 소프트웨어를 만들 수 있는 누군가의 도움이 필요할 것입니다. 기술적인 착수는 빨라야 합니다. phpBB(www.phpbb.com)와 같은 개방형 소프트웨어를 사용해서 웹사이트를 운영한다면 매년 10만 원 미만의 비용이면 될 것입니다.

그러나 직접 운영하지는 못한다고 하더라도, 소속기관의 의료 팀원 중 적어도 한 사람이라도 커뮤니티를 운영하는 방법에 대해 아는 것이 아주 중요합니다. Moderator Community(www.themoderatorcommunity.com)는 필요한 기술을 배우는 데 필요한 문서와 조언을 무료로 제공하는 웹사이트입니다. 설립자 Maria Sipka와의 인터뷰는 다양한 환자 커뮤니티에 대해 설명해 준다는 점에서 한번 들어볼 만한 가치가 있습니다(Sipka 2009).

끝으로, 커뮤니티를 운영하는 책임을 맡은 사람은 동시에 다른 커뮤니티에서 사람들이 자신이 소속된 의료팀에 대해 무슨 이야기를 하는지 모니터링해야 합니다. 영국에서는 Patient Opinion(그림 3-5, www.patientopinion.org.uk)이나 iWantGreatCare(www.iwantgreatcare.org)와 같은 회사들이 환자들의 의견에 대해 설문조사를 하고 피드백 결과를 통합하여 게시판에 올리는 도구를 제공합니다. 그럼으로써 의료팀의 모든 사람들은 결과를 볼 수 있고 또 배울 수 있습니다.

더욱 광범위하게 생각하자면 Google, Twitter, 블로그, 포럼, 그리고 모든 종류의 다양한 소셜 미디어들이 의료기관들에 대한 다양한 의견을 담고 있을 것입니다. 모니터할 수 있는 가장 쉬운 방법은 Google Alerts(www.google.com/alerts)를 통해서 소속병원의 이름이 나올 때마다 알림을 보내오도록 세팅하는 것입니다. 그러나 어떤 도구를 사용하든지 간에, 이러한 도구를 잘 활용해야 하는 것이 중요합니다. 환자들과

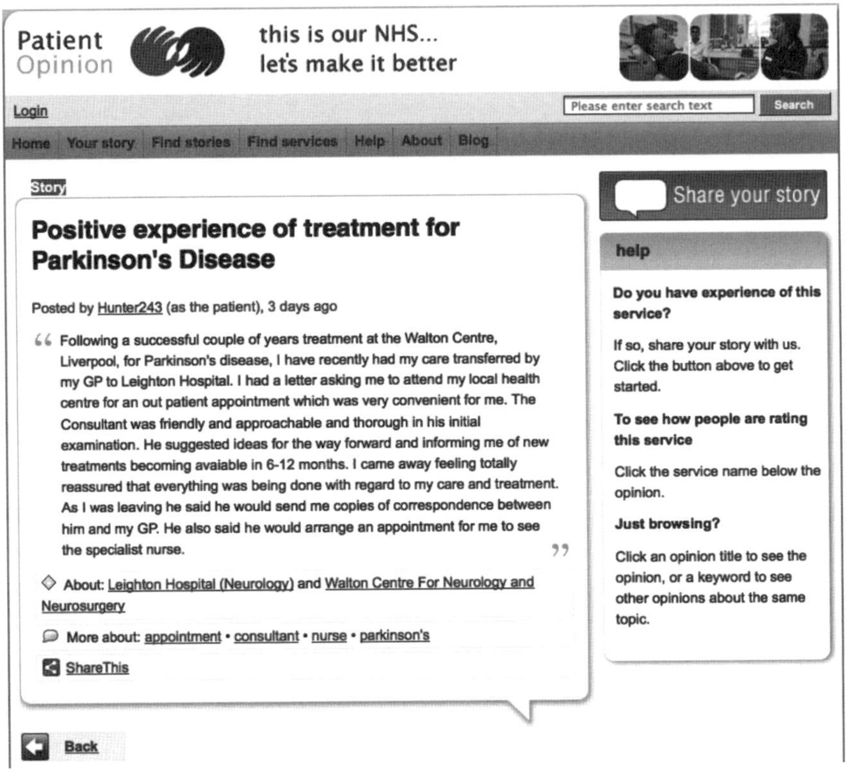

그림 3-5. Patient Opinion은 다른 커뮤니티에서 환자들이 의료기관에 대해 말한 것을 모니터링해 줍니다.

함께 꾸려 가는 커뮤니티는 더 좋은 자원이 될 것이며, 의료진은 그들을 충분히 활용할 수 있을 테니까요.

요약

- 환자 커뮤니티는 개인건강기록에 보완적인 역할을 합니다. 이는 커뮤니티가 환자들에게 친지와 의료진에게서 들었던 자신의 개인적인 데이터를 이해하는 법을 배우도록 도와주기 때문이지요.

- 환자 커뮤니티는 또한 무료로 교육을 지원해 주고 임상적, 재정적, 학문적으로 도움을 줄 수도 있습니다.
- 위키백과는 세상에서 가장 크고 가장 많이 이용되는 의료자원이며, 자원봉사자들의 커뮤니티에 의해 운영됩니다.
- 미국의 국립보건원과 같은 기관들은 위키백과가 기여하는 가치에 대해 잘 알고 있으며, 또 그렇게 기여함으로써 의료진은 온라인 커뮤니티에서 활동하는 방법에 대해 배울 수 있을 것입니다.
- 의료팀 중 적어도 한 사람은 반드시 환자 커뮤니티에 가입하여 의료팀을 대표함과 동시에 그곳에서 배운 내용을 다시 의료팀으로 가지고 와야 합니다.
- 자신만의 커뮤니티를 만들려고 시도하기 전에 우선 현재 활동 중인 커뮤니티에 가입함으로써 시작하고 그 커뮤니티의 플랫폼을 먼저 이용해 보십시오.
- 커뮤니티에서 자신이 소속된 의료팀에 대해 무슨 말이 오고 가는지 살펴보세요. 이것은 진료의 질을 향상시킬 수 있도록 도와줄 것입니다.

References

de Bronkart, D., 2009. Customer service in healthcare (not): an all-too-true-story. *The New Life of e-Patient Dave*. [Online] Available at: http://patient-dave.blogspot.com/2009/07/customer-service-in-healthcare-not-all.html [Accessed August 30, 2009].

Schott, B., 2002. *Schott's Original Miscellany*, 1st ed. London, UK: Bloomsbury.

Sipka, M., 2009. Interview with Maria Sipka from Linqia. *Patients Know Best podcast*. [Online] Available at: http://podcast.patientsknowbest.com/2009/09/15/interview-with-maria-sipka-from-linqia/ [Accessed August 24, 2009].

Wikipedia, 2005. External peer review. [Online] (Updated December 22, 2005) Available at: http://en.wikipedia.org/wiki/Wikipedia:External_peer_review#Nature_.28December_2005.29 [Accessed August 24, 2009].

Part 2

진료에 대하여

Chapter 4

개인건강기록과 의료팀

첨단기술(technology)은 실제기술(technique) 없이는 아무것도 아니며, 새로운 첨단기술은 새로운 실제기술을 필요로 합니다. 그러나 새로운 첨단기술을 개발하는 데에는 시간이 걸리며, 이는 실제기술을 개발하는 데에도 마찬가지입니다.

예를 들면, 이전의 라디오 진행자는 라디오에서 단순히 책을 읽었습니다. 이와 같은 라디오 형식에서 연극이나 퀴즈 쇼와 같은 것들이 등장하기까지는 꽤 시간이 걸렸지요. 옛날의 텔레비전 쇼는 단순히 카메라가 배우를 비추어서 보여주는 라디오 쇼의 변형이었으며, 배우들은 마이크에 대고 대사를 읽기만 했습니다. 텔레비전 쇼에서 배우들이 움직이고 장면이 바뀌기 시작한 것은 한참 후의 일입니다. 옛날의 인터넷 비디오 사이트는 텔레비전 쇼를 방송하려고 노력했었지만, 현재 유튜브(YouTube)의 슬로건은 "스스로 방송하기"이며 이것은 누구나 비디오를 만들고 이를 다른 사람과 공유할 수 있게 만드는 인터넷의 가치를 잘 보여줍니다.

이것은 개인건강기록(Personal Health Record: PHR)의 경우에도 마찬가지입니다. 첨단기술은 강력하지만, 그 이전에 환자와 의료진 스스로에게 최대한의 도움을 주기 위해서는 팀원들과 상호 의사소통하는 새로운 방법에 대해 배울 필요가 있습니다.

모든 사람은 의료팀의 일원이 되어야 합니다

모든 공동작업 도구들은 동일한 문제점을 가지고 있습니다. 일을 한 사람만이 반드시 혜택을 보는 것은 아니라는 것이지요. 의료진은 종종 새로운 첨단기술을 이용하는 것이 문제의 발단이라고 잘못 생각합니다. 그러나 그렇지 않습니다. 예를 들어, 손으로 처방전을 작성하는 의사는 손글씨를 깨끗하게 쓰고 약어를 쓰지 않기 위해서 더 많은 시간을 보내야 합니다. 의사들은 자신이 쓰려고 의도했던 바를 이미 알고 있기 때문에, 이렇게 시간을 더 들이는 것이 의사에게는 전혀 도움이 되지 않습니다. 오히려 이것은 일련의 처방 과정에 참여하는 다음 사람, 이를테면 약을 조제하는 약사들이나 환자에게 투약을 하는 간호사들에게 도움이 됩니다. 만약 손글씨가 분명하지 않거나 약어가 모호하다면, 약사와 간호사는 의사가 의미하려 했던 바를 이해하기 위해 더 많은 시간을 들여야 할 것입니다. 이 때문에 의사가 기록을 빠르게 한 덕분에 단축했던 시간보다도 더 많은 시간이 필요하게 됩니다.

의료용 소프트웨어는 때때로 사용이 매우 번거롭습니다. 한 가지 예로, 처방 소프트웨어는 칸을 채우는 데 시간이 꽤 걸리는 경우가 종종 있는데, 왜냐하면 종이와는 달리 컴퓨터는 불완전하고 모호한 데이터를 용납해 주지 않기 때문입니다. 이것은 의사로 하여금 모든 철자를 하나하나 다 쓰게 하지요. 이것의 혜택을 본 약사와 간호사가 행복해하는 동안에 의사는 이 컴퓨터 프로그램을 사용하기로 동의했던 그날을 후회하고 있을 것입니다.

팀원 모두는 반드시 일을 시작하기 전에 공동작업에서의 이러한 갈등을 이해해야만 합니다. 그렇지 않다면 그들은 개인건강기록 때문에 오히려 생산성이 떨어진다고 탓하게 될 것입니다. 자신의 희생으로 다른 누군가의 생산성이 향상되고 있다는 사실을 알지 못한 채로요. 물론 오늘 일지를 깨끗하게 작성한다면, 자신이 적어 놓은 기록을 다시 보아야 하는 한 달 후에는 결국 혜택을 보게 될 것입니다. 그러나 근본적으로 작성자는 동료와 환자의 이익을 위해서 희생을 감수해야만 합니다. 그리고 다른 사람들에게 공동의 이익을 위해 똑같은 희생을 하도록 가르쳐줄 수도 있겠지요. 의료진 모두가 이 모든 과정을 진정으로 이해할 때에만 팀으로서 성공할 수 있을 것입니다.

소규모의 팀으로 시작하는 것이 수월한 이유는 바로 이 때문입니다. 예를 들면, 어떤 병원이 10개의 부서로 구성되어 있고 각각 10명의 직원이 일하고 있다면, 한 부서에서 10명의 직원이 개인건강기록 소프트웨어를 이용하여 같이 일하는 것이, 10개 부서에 각각 한 명의 직원이 일하는 것보다 나을 것입니다. 각 팀에 있는 한 명의 직원은 열정적으로 일을 시작할 수는 있겠지만, 동료의 도움이 없다면 이 열정은 곧 피로로 바뀔 것이며 결국에는 포기하기에 이를 것이기 때문이지요. 그러나 팀원이 많다 하더라도, 남는 시간을 팀의 이익을 위해 보내는 멤버 한 사람은 다른 팀원들의 협조 없이는 — 즉 다른 팀원들이 그 사람처럼 남는 시간을 공동의 이익을 위해서 보내지 않는다면 — 이를 상쇄시킬 만한 다른 혜택을 보지는 못할 것입니다. 반대로 팀원들 각각이 함께 일하는 환경에 전념하는 팀은 비록 작은 팀이라고 할지라도 계속해서 협동하므로서 혜택을 거두어들일 수 있으며, 다른 팀에 가서 일하게 될 때에도 도약할 수 있는 자신감을 서서히 키우게 될 것입니다.

팀을 훈련시키십시오

의료진은 항상 배울 것은 너무 많고 이를 익힐 시간은 매우 부족한 상황에 처해 있습니다. 그러나 의료진이 배우는 데 반드시 시간을 할애해야만 하는 세 가지가 있습니다.

먼저 팀을 위한 개인건강기록의 전략적 중요성에 대한 이해입니다. 이것은 누군가가 무조건 받아들이라고 말할 수 있는 성질의 것이 아니므로, 대신에 팀 미팅에서 이 생각을 강력하게 주장하고 팀원들이 이 사안에 대해 자신들의 생각을 토론하게 하여야만 합니다. 개인건강기록의 영향력을 이해하기 시작하면서 팀원들은 모두 같은 생각을 떠올리게 됩니다. 이것이 환자들에게 위험하지는 않을까? 더 많은 시간을 빼앗기지는 않을까? 혼란을 일으키는 건 아닐까? 환자들이 컴퓨터를 사용하기 위해 씨름하지는 않을까?

이 모든 질문에 대한 답은 "아니다" 입니다. 그러나 반드시 시작하기 전에 팀원들에게 질문할 기회를 주십시오. 그렇지 않다면 무조건 시작부터 하고 난 이후에 그들이 질문을 하게 되겠지요. 만약 후자를 택한다면, 위 질문에 대한 답은 모두 "그렇다"가 될 것입니다. 팀원들은 의무기록에서 정보를 숨기는 위험천만한 짓을 할 것이고, 기록물을 따로 복사해 놓는 데 더 많은 시간을 들이게 되어 더는 그 일을 지속하지 못하게 되어버릴 것이고, 많은 업무들을 중복적으로 하는 바람에 혼란만 가중될 것이며, 환자들이 비밀번호를 부여받고 소프트웨어를 사용하는 데 도움을 전혀 주지 못하게 되어 결국 이 모든 일을 쓸모없는 짓으로 만들어버릴 것입니다.

그러니 그들에게 시간을 주도록 하세요. 이 책을 읽고 나면 쉽게 이해되는 것들이 대부분의 사람들에게 모두 그런 것은 아니니까요.

반대로 저는 사람들이 종종 서로의 걱정을 누그러뜨리는 것을 보고 항상 놀라웠습니다. 환자에게 일어날 위험에 대해 걱정하는 간호사는 스스로 많은 일을 하겠다고 자청할 것이기 때문에, 환자들이 허락해 주기만 한다면 그들은 이를 기꺼이 받아들일 것입니다. 자신이 혼란스러워질 것에 대해 우선 걱정하는 의사는 환자 대부분이 이미 인터넷을 이용하고 있으며 가족의 도움을 받을 수만 있다면 환자 스스로 훌륭하게 일을 처리할 것임을 인정할 것입니다. 이렇게 되기를 기다리십시오.

두 번째로 훈련시켜야 할 것은 일의 흐름을 바꾸도록 하는 것입니다. 웹페이지 http://wiki.patientsknowbest.com/Clinical_training를 방문하면 Royal Society of Medicine에서 제가 한 강의에 대한 짧은 영상을 보실 수 있을 것입니다. 이 강의에서 저는 의료진에게 환자와 온라인으로 함께 협조하는 방법에 대해서 강연한 바 있습니다. 강의의 링크를 팀원들에게 보내어 그들이 편한 시간에 볼 수 있도록 해 주세요. 그러나 이러한 일의 의미에 대해 모두 함께 토론할 수 있도록 그룹 미팅을 가져야만 합니다. 다시 말하지만, 이것은 팀원들에게 개인건강기록을 수용하고 받아들일 수 있는 시간을 주기 위한 것입니다.

그러고 나면, 훈련시켜야 할 마지막 하나는 바로 소프트웨어 사용법입니다. 한꺼번에 대규모로 사용법을 훈련시키기보다는 소규모의 팀으로 시작하는 것이 좋으며, 한 명 한 명 훈련시키는 방법을 대신할 더 좋은 방법은 없습니다. 긴 파워포인트 강의는 효과가 없을 것입니다. 대신에 능숙한 사람이 경험이 부족한 사람 옆에 앉아서 도와주는 것이 좋습니다. 이 장의 나머지는 이 훈련에 관한 것입니다.

잘 알고 있는 환자들부터 시작하십시오

개인건강기록은 의료진이 이미 잘 알고 있는 환자부터 시작할 때 가장 안전하고 신속하게 적용할 수 있습니다. 이러한 환자들에 대해서는 의무기록에 더 많은 정보들이 담겨 있을 것입니다. 그들은 이미 의료진과 신뢰관계를 형성하고 있기 때문에 과거에 개인적으로 상담한 적이 있다면 아마 그들이 적는 내용을 의료진이 해석하기는 더 쉬울 것입니다.

새로운 환자들과 함께하는 것도 가능합니다. 예를 들어 3G Doctor (www.3gdoctor.com)와 같은 서비스는 자세한 온라인 양식을 환자들에게 제공하고 있으며, 거의 완벽에 가까운 과거력을 기록할 수 있도록 계속 테스트 중입니다. 설립자와의 인터뷰는 팟캐스트 웹사이트에서 볼 수 있습니다(Doherty 2008).

그러나 이 서비스는 원래는 다른 전문의의 의견을 듣고 싶어하는 환자들을 위해 디자인된 것입니다. 이러한 환자들은 자신의 이전 과거력을 작성할 용의가 충분히 있으며, 최근에 심한 부상을 당했거나 만성질환이 악화된 적이 없는 경우입니다. 의사들은 환자와 영상통화를 하며 상태를 계속 체크할 수 있습니다. 영상통화 중에 의사는 환자가 말하는 것을 지켜보고, 환자의 몸에 이상이 없는지 살펴보면서 새로운 정보를 얻을 수 있지요. 그러나 반대로 현재 사용되고 있는 대부분의 개인건강기록들은 단순한 메시지를 주고받기 위해 개발된 것들이며, 극히 소수만이 비디오를 사용합니다. 그러니 잠시 이쯤에서 의료진 자신과 환자를 보호하는 방법을 생각해야 합니다.

이를 위한 가장 좋은 방법은 시작할 때 환자에게 낮은 단계부터 참여하여 달라고 부탁하는 것입니다. 검사 결과 진료방법을 바꿔야 할 상태라고 판단이 된다면, 환자에게 병원으로 오도록 요청하십시오. 만약 검사 결과가 변함이 없다면, 환자에게 가까운 임상검사 전문의원에서 검사하라고 요청해도 됩니다. 의료진이 첨단기술 사용에 점점 더 익숙해진다면 단계를 높이면서 환자의 왕복 교통 시간을 줄일 수 있을 것입니다. 그러나 이 모든 것의 기본은 의료진과 이미 좋은 관계를 형성하고 있는 환자와 함께하는 것입니다.

누군가 의료진이 쓴 기록을 읽는다고 생각해 보십시오

모든 환자가 의료진이 작성한 기록을 읽을 가능성이 항상 있을 것이라고 생각해야 합니다. 비록 의료진은 그렇게 생각하지 않는다 해도, 예를 들어서 환자와 온라인으로 의사소통하기를 원치 않는다고 하더라도, 의료진이 쓴 기록을 환자들은 여전히 읽을 기회가 있을 것입니다. 의무기록 소유권에 대한 법률은 환자들이 요청한다면 그들의 의무기록을 언제든지 볼 수 있게 허가해 주고 있으며, 요청하는 환자의 수는 계속 증가하고만 있으니까요. 그러니 의무기록을 작성할 때 환자에게 친숙하도록 작성하는 편이 좋습니다. 의과대학이나 간호대학에서는 잘 가르쳐 주지 않은 것이지만요.

이는 의료진이 친절하게 기록했을 것이라고 환자들이 기대해서가 아닙니다. 어떤 경우에는 환자들이 의무기록을 읽고 기분이 나빠진다고 하더라도, 그들은 여전히 이러한 기록을 자신들이 볼 수 있다는 사실만으로도 기뻐할 것입니다. 그러나 의료진이 데이터를 객관적으로 작성한다면 의료진과 환자에게는 더욱 도움이 될 것입니다. 특히 나쁜 이야기를 적어야 한다면요. 예를 들어 살펴봅시다. 자, 환자가 의료진에게 말한 것보다 더 많은 양의 술을 먹고 있다고 생각되는 경우, 환자가 거짓말을 하고 있다고 적어서는 안 됩니다. 대신 간기능 검사 결과가 술을 많이 먹는 사람들의 것과 동일하게 나왔다는 방식으로 객관적인 기록을 할 수 있을 것입니다. 기록을 숨기거나 또 다른 기록을 따로 보관하겠다고 생각해서는 안 됩니다. 의료진의 의무는 고품질의 안전한 진료의 일환으로서 의무기록을 온전하게 관리하고, 정확한 기록을 제공하는 것이니까요.

한 가지 예외는 비밀을 유지해야 할 때입니다. 예를 들어, 누군가가 의료진에게 환자에게는 비밀로 해 달라고 이야기한다면 의료진은 비밀을 유지할 의무를 안게 됩니다. 이 경우 또 다른 기록을 작성할 필요가 있으며, 저는 그 방법으로서 종이기록을 추천하겠습니다. 종이기록은 의료진이 데이터를 노출하지 않기 위해 적극적으로 노력하는 한, 이에 접근하기 어렵게 만들 수 있으니까요. 비슷한 예로 많은 병원의 비뇨생식기과는 좋은 진료의 일환으로서 비밀을 유지하기 위해 또 다른 기록을 만드는 시스템을 가지고 있습니다.

그러나 이 외에 다른 모든 것에 대해서는 정확하게 기록해야 하며, 환자가 이것을 읽을 수도 있다는 가정하에 읽기 쉽도록 기록을 작성해야 합니다.

마지막으로 약어를 사용한 기록에 대해 이야기해 봅시다. 일반적으로 약어는 최소화할수록 좋고, 전적으로 피해야 할 것들도 있습니다. 그러나 예를 들면, 단지 환자가 기록한 사람의 의도를 오해함으로써 불쾌하게 느낄 수 있을 것이라는 생각에 "SOB"의 사용을 꺼릴 필요는 없습니다(역자주 — SOB는 영어로 "son of a bitch"라는 뜻으로도 보일 수 있는 약어). 그들은 의료진이 구어체로 표현하려 했다거나 나쁜 뜻에서 SOB를 썼다고 추측하면서 오해하기 이전에, Google에서 의료진이 말하려 했던 것이 무엇인지 찾아볼 것이며, 곧 SOB가 'shortness of breath(호흡곤란)'라는 것을 알게 될 것입니다.

오히려 약어를 적극적으로 피해야 할 사람은 의료진 자신의 문제 때문인데, 이는 약어가 모호하기 때문입니다. 이러한 모호함은 의료진 상호 간에, 또는 심하게는 시간이 흐른 후에 작성자 자신에게까지 혼란을 줄 것입니다. 물론 잘 알려진 일부 약어에 대해서는 이를 사용하는 것이 시간을 절약하는 데 도움이 되겠지요. 의료팀 내에서 균형을 맞출 필요가 있습니다.

일찍이 그리고 자주 미안하고 고맙다고 말하십시오

환자들이 자신들의 의무기록을 읽기 시작한다면 엄청나게 많은 오류들을 발견할 것이라고 예상할 수 있습니다. 그러나 역설적으로 이것은 좋은 일입니다. 오류를 고치는 데 시간을 투자하는 것보다 더 나쁜 것은 잘못된 정보에 따라 검사를 지시하고 처방을 쓰며 의뢰서를 발송하는 데 시간을 보내는 것이기 때문이지요. 이 모든 것은 시간과 돈을 낭비하게 만들며, 더 나쁜 것은 의료진이 작성한 기록에 오류가 있다면 그것에 따라서 취한 조치가 잘못되면서 환자가 위험해질 수도 있다는 것입니다.

악명 높은 사례는 Dave deBronkart(역자주 — ePatient의 효시가 된 환자)가 Beth Israel Deaconess 의료센터에 기록된 자신의 개인건강기록에서 발견한 오류입니다(그림 4-1). 그는 이 오류들을 2009년 4월 자신의 블로그에 게시하였으며(e-Patient Dave 2009), 그것을 본 사람들은 엄청난 오류의 정도와 수에 놀랄 수밖에 없었습니다. 이 일이 발생한

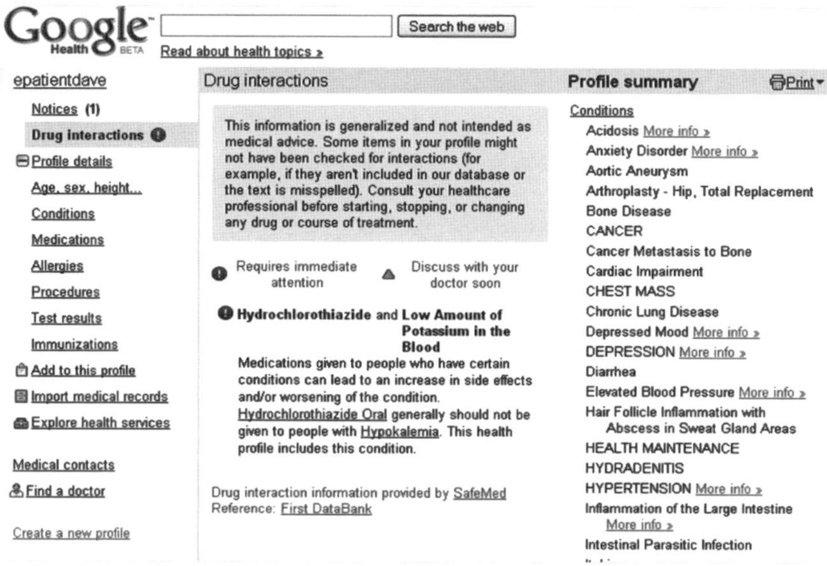

그림 4-1. Google Health에 저장된 e-Patient Dave의 의무기록

즉시, Beth Israel Deaconess 의료센터는 일시적으로 Google Health 서비스를 중단하는 조치를 취하게 되고야 맙니다. 물론 이것은 극단적인 사례라고 할 수 있습니다. 그가 보게 된 데이터는 실제로는 보험청구 코드로부터 가져온 것인데, 의료진은 환자들이 무료로 진료를 받을 수 있게 하기 위하여 또는 코드 자체가 환자의 상태를 적절하게 반영하지 못할 때 하는 수없이 청구 코드를 바꿀 경우도 있습니다. 실제로 오류의 상당 부분은 행정관리상의 문제이거나, 옛날에 받았던 오래된 진단이 마치 아직도 환자가 현재 그러한 상태인 것처럼 여전히 나타나기 때문에 오해를 불러일으키는 경우입니다.

어떤 경우 의료진은 오류율이 심하게는 30%에 육박하는 것을 발견할 수도 있을 것입니다. 전부 심각한 오류는 아닐 테지만 오류는 오류이니 만큼 환자가 발견해 알려준다면 의료진에게는 도움이 됩니다.

여기에서 핵심은 의료진이 어떻게 반응하느냐에 달려 있습니다. 먼저 죄송하다고 말씀하시는 것이 좋습니다. 잘잘못을 따져 피곤한 일을 만들지 마세요. 어쩌면 그동안 그 환자를 진료했던 다른 수 백명의 의료진 중 누군가의 실수 때문에 발생한 일일 수도 있겠지요. 게다가 환자는 그것이 누구의 잘못인지에 대해서는 신경 쓰지 않으며, 책임자를 벌하는 것이 목적도 아닙니다. 환자들이 알고 싶어하는 것은 담당 의사가 벌어진 오류를 심각하게 생각하는지, 그리고 오류를 시정하기 위해 신경 쓰는지에 대한 것입니다. 신속하게 수정할 수 있다면 지금 빨리 수정하십시오. 여러 가지 오류 중에서 행정적인 부분에 대해서는 담당 직원에게 잘못 기록된 것들을 신속히 수정해 달라고 부탁하십시오. 그러나 다시 한번 말하지만 이러한 상황에서의 핵심은 가능한 한 빨리 사과하고 오류를 수정하는 길을 찾는 것입니다.

두 번째로, 환자에게 고맙다고 말씀하십시오. 환자는 의료진을 도와주었고, 시간을 절약해 주었으며, 자신의 건강을 스스로 챙기고 있는 것이니까요. 환자들은 의료진이 그들에게서 보고 싶었던 것을 정확하게 보여주었으니, 이제는 의료진도 팀원끼리 서로에게 하는 것처럼 자신의 역할을 충실히 다 한 환자에게 이를 고맙다고 인정해 주어야 합니다.

환자들로부터 배우십시오

환자들은 의무기록 어디에 오류가 있는지 알려 주는 것 그 이상으로 의료진을 가르쳐줄 것입니다. 이 말은 의료진이 전문적으로 알고 있는 것보다 환자가 더 많이 알고 있다는 뜻은 아닙니다. 그러나 환자들

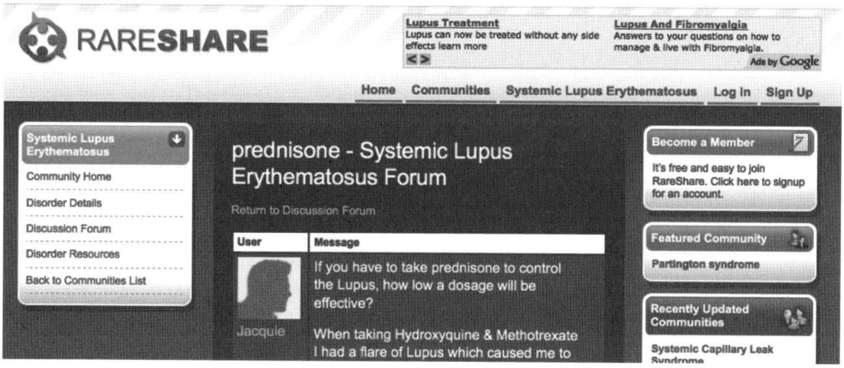

그림 4-2. RareShare는 희귀질병에 대한 포럼을 제공합니다.

은 의료진이 알 수 없는 사실에 접근할 수 있습니다. 이를테면 약물의 부작용과 그 부작용에 대해서 그들이 어떻게 적응해 나갔는지와 같은 것들입니다. 그리고 이러한 것들이 축적되면서 환자들은 질병에 대한 새로운 지식을 만들어낼 수도 있습니다. 심지어 전문의가 알지 못하는 정보에 대해서도요. 바로 이 때문에 RareShare(www.rareshare.org)와 같은 웹사이트에서 세계적 수준의 연구자들을 발견할 수 있는 것입니다. RareShare는 희귀질병에 대한 포럼을 제공하는 사이트로서(그림 4-2), 전문의들은 이곳에서 환자들에게 가르쳐줄 뿐만 아니라 그들로부터 많은 것을 배우기도 합니다.

대부분의 의사들, 특히 알아야 하는 질병이 매우 다양한 가정의학과 의사는 이러한 포럼까지 참여하기에는 너무 바쁠 수 있습니다. 그러나 전문간호사들은 어떤 질병군에 대해서 임상적인 전문지식을 더 쌓고 싶으면 이 방법을 써보는 것이 아주 유용합니다. 팀 내에 있는 전문간호사에게 포럼에 시간을 투자한 후에 자신이 배운 것을 다른 사람들에게 가르쳐 달라고 부탁해 보세요. 깜짝 놀랄 만한 교육을 받을 수 있으리라 약속합니다.

가족도 팀원입니다

환자만큼이나 그들의 가족도 중요한 자원입니다. 지금까지 환자의 가족들은 프라이버시 관련 법률 때문에 많이 배제됐는데, 2장 "환자의 프라이버시 보호하기"에서 이를 더욱 자세히 다루었습니다. 그러나 개인건강기록은 환자의 동의를 받는 과정을 쉽게 만들어줌으로써 의료진의 법적 부담감을 덜어줄 수 있으며, 환자로 하여금 동의를 철회하는 것 또한 간단하게 해 주어 환자의 두려움도 없애줄 것입니다. 이것은 모든 사람들로 하여금 온라인에서 자유롭게 협조할 수 있게 도와주는 것입니다.

가족구성원 각각은 각기 다른 방법으로 환자를 도울 수 있습니다. 어린 자녀가 환자인 부모들은 자녀를 치료할 수 있는 첨단기술이 무엇인지를 매우 알고 싶어하므로 적극적으로 가장 최신의 연구에 대한 온라인 포럼을 샅샅이 뒤질 것입니다. 노인들은 대부분의 사람들이 생각하는 것보다 첨단기술을 더 많이 사용하는데, 심지어 영국에서는 65세 이상의 노인들이 한 달 평균 42시간 이상을 온라인에서 보낸다고 합니다(Ofcom 2007). 이것은 그다음 그룹인 18세에서 24세 사이 연령대의 이용자보다 4시간 더 많은 사용량이라고 하네요. 노인들도 소프트웨어를 사용하는 법을 기꺼이 배우려고 할 것입니다. 미국 보훈처(Veterans Affairs)의 경험에 따르면, 다른 집단에 비해 나이가 많고 가난하며 시골에 거주하는 환자들의 경우에도 온라인상에서 의료진과 의사소통하는 데는 차이가 없었다고 합니다(Darkins et al. 2008).

Patients Know Best에서는 "가족의 최고진료책임자(family chief medical officer: fCMO)"라는 용어를 사용합니다. 대부분은 "그"보다는 "그녀"일 경우가 더 많은데, 그들은 가족의 건강에 책임을 지고 있으며 부모 세대와 자녀 세대를 돌보는 책임을 지고 있습니다. 그녀들은 대부분 직업을 가지고 있어서 삶이 매우 바쁘고 치열하지만, 개인건강기록이 그녀가 환자를 돌볼 수 있게 힘을 줄 것입니다(그림 4-3).

이것을 멋있게 설명해줄 수 있는 사례는 알츠하이머 질환에 걸린 노인 환자의 이야기입니다. 그의 딸은 직장 때문에 병원에 함께 올 수 없었으며, 환자는 진료 과정에서 있었던 모든 일을 딸에게 정확하게 전할 수도 없었습니다. 그러나 딸이 볼 수 있도록 진료기록의 사본을 개인건강기록에 저장해둠으로써 그녀는 직장 일도 하고 자녀를 돌보면서

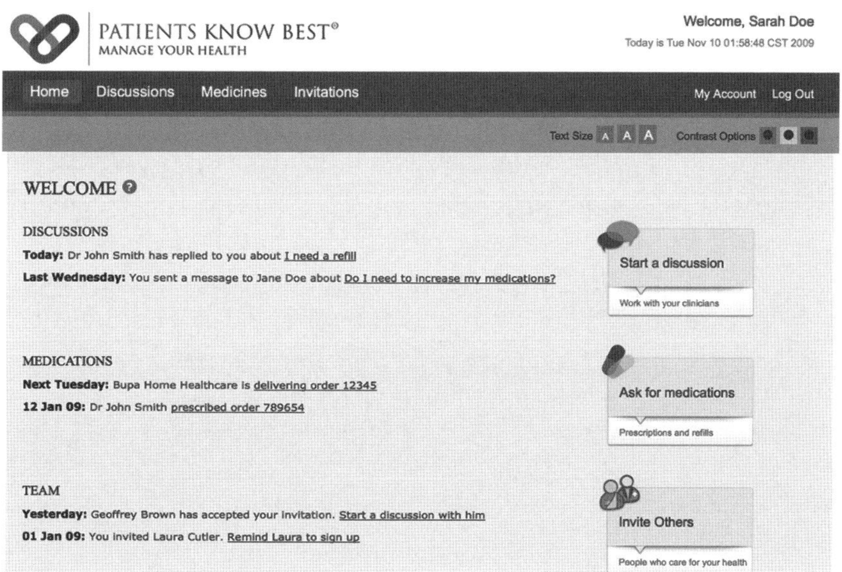

그림 4-3. Patients Know Best는 환자를 돕기 위해서 의료진과 가족을 포함한 모든 사람들이 함께 일할 수 있게 도와줍니다.

도 동시에 처방전에 맞게 아버지의 약도 구입할 수 있었고 사회복지사와 함께 협조할 수도 있었습니다.

불행히도 아직은 이러한 fCMO들의 첨단기술 이용 능력은 매우 낮은 경향을 보입니다(Microsoft 2008). 그들은 컴퓨터를 사용하기 위해서 다른 사람의 도움이 필요하곤 합니다.

그러나 다시 말하지만, 바로 이것이 임상 진료에 팀이 필요한 이유입니다. 모두가 환자의 건강을 향상시키려는 공동의 목표를 위해 함께 일하고 있으니까요.

요약

- 새로운 첨단기술은 새로운 실제기술을 필요로 합니다.
- 의료진이 새로운 실제기술을 받아들이기만 한다면 개인건강기록이라는 첨단기술은 모두에게 혜택을 줄 것입니다.
- 의료진은 새로운 실제기술을 훈련받아야만 합니다.
- 개인건강기록을 이용하여 함께 할 환자들을 신중하게 선택하십시오.
- 오늘 당장 개인건강기록을 이용하고 싶지 않다고 하더라도 환자들이 언젠가는 의료진이 작성한 의무기록을 읽을 수 있다는 것을 예상하셔야 합니다.
- 의료진이 작성한 의무기록에서 환자가 오류를 발견한다면, 그들이 당신을 도와준 것이므로 고마움을 표시하십시오.
- 환자들은 임상 진료에 새로운 정보를 가져다줄 것이므로 환자들로부터 배우십시오.
- 가족들 또한 도움이 될 수 있습니다. 그리고 개인건강기록은 그들의 도움을 이용하여 전통적인 기술상의 문제와 법적인 장벽을 허물어줄 것입니다.

References

Darkins, A., Ryan, P., Kobb, R., Foster, L., Edmonson, E., Wakefield, B., and Lancaster, A.E., 2008. VA Care Coordination/Home Telehealth Studies 2004–007. *Telemedicine and e-Health* 14(10): 1118–1126.

Doherty, D., 2008. Interview with David Doherty from 3G Doctor. *Patients Know Best podcast*. [Online] Available at: http://podcast.patientsknowbest.com/2008/12/06/interview-with-david-doherty-from-3g-doctor/ [Accessed August 22, 2009].

e-Patient Dave, 2009. Imagine someone had been managing your data, and then you looked. *e-patients.net*. [Online] (Published April 10, 2009) Available at: http://e-patients.net/archives/2009/04/imagine-if-someone-had-been-managingyour-data-and-then-you-looked.html [Accessed August 22, 2009].

Microsoft, 2008. *Copernican Shift*. [Online] (Published June 18, 2008) Available at: http://download.microsoft.com/download/0/4/9/0498CE-CF-D0B1-4A72- B9B7-17EB7D7ADA98/Copernican_Shift.ppsx [Accessed August 22, 2009].

Ofcom, 2007. The Communications Market 2007. [Online] (Published August 23, 2007) Available at: http://www.ofcom.org.uk/research/cm/cmr07/ [Accessed August 22, 2009].

Chapter 5

환자 교육하기

컴퓨터와 프린터, 고속 데이터 통신망 등이 없이는, 저는 단지 요양원이나 주간보호센터에서 작업요법으로 바구니나 짜면서 보호를 받는 의존적인 사람이 되었을 겁니다. 이러한 과학기술이 없이는 남에게 의존하지 않는 진정한 개인생활이 실질적으로 불가능하기 때문에 사회보장정책의 발전이 저해되었을 것 같습니다.

Simon Stevens, independent usability trainer and consultant(Stevens 2009)

환자들은 스스로 배우고자 하는 의욕이 있으며, 그들을 가르치는 것이 의료진만의 책임은 아닙니다. 그러나 이 책을 읽고 난 후에는 의료진의 작은 가르침이 환자들에게 큰 차이를 불러올 수 있다는 것을 알게 될 것이며, 온라인에서 환자들과 협조하는 방법을 배울 수 있을 것입니다.

환자들은 의료진의 격려를 기다리고 있습니다

환자들은 의료진이 먼저 개인건강기록(Personal Health Record: PHR)에 등록하여 사용하지 않는다면, 이러한 새로운 방법에 참여하려 하지 않을 것입니다. 이를 시험해 보기 위해서 접수처에 개인건강기록의 사용법에 대한 안내서를 놓아보면 곧 아무도 안내서를 가져가지 않았음을 알게 될 것입니다. 이것은 단지 안내서를 읽는 사람들의 수가 적기 때문이 아니라, 의료진의 노력을 안내서 제공 정도로 격하시키면서 의료진이 이 일에 열의가 없다는 메시지를 보내고 있기 때문입니다.

그러므로 일단 하려고 결정했다면, 최선을 다해야 합니다. 몇 달이 흐른 뒤에 노력의 효과가 없었다면 그때 언제든지 돌아갈 수 있습니다. 예를 들어, 아주 소수의 환자들만이 새로운 서비스에 참여했다면 그때 이 서비스를 중단시키는 것은 아무런 문제가 되지 않습니다. 단지 몇 명만이 불편을 겪을 것이고, 새로운 서비스를 개발하는 데 많은 돈을 쓸 필요가 없을 테니까요. 의료진은 PatientsLikeMe.com이나 RareShare.org와 같은 무료 웹사이트를 이용해서 환자와 함께하는 과정을 천천히 시작할 수 있습니다.

그러나 어떤 서비스로 시작하든지 간에, 먼저 이를 많이 알려야만 합니다. 대기실에 안내서를 놓는 것도 유용하겠지만, 환자의 집으로 직접 편지를 발송하는 것이 더욱 효과가 있습니다. 또 상담의 끝에 안내서를 주는 것도 좋고 포스터, 가판대, 웹사이트는 모두 홍보에 유용할 것입니다. 그러나 의료진이 이 서비스에 신경 쓰고 있다는 것을 말로 직접 해줄 수 있어야 합니다.

환자가 이해하는지 확인한 후 사전설명 동의서를 받으십시오

모든 사람이 개인건강기록을 이용하지는 않을 것입니다. 책임을 원치 않거나 컴퓨터를 좋아하지 않은 사람들, 아직도 자신의 건강에 대해 신경 쓰고 싶어하지 않는 사람들이 그러하겠지요. 이런 사람들에게 개인건강기록의 필요성을 납득시키느라 시간을 쏟을 필요는 없습니다. 그러나 건강 상태가 좋아지기 위해 노력하고 있는 만성환자들에게는, 의료진과 함께 온라인으로 협조한다는 사실 자체가 그들의 관심을 끌 수 있는 강력한 동기가 됩니다. 그러나 환자들이 온라인에서 함께하겠다고 승낙하기 전에, 의료진이 그들에게 충분한 정보를 제공하는 것이 우선입니다.

이 책과 관련된 웹사이트인 http://wiki.patientsknowbest.com/Informing_consent에서 유용한 자료들을 다운로드하고 원하는 대로 내용을 수정하여 사용할 수 있습니다. 그런데 여기에는 두 가지 원칙이 있습니다. 바로 "설명자료 제공하기"와 "능력 테스트하기"입니다.

첫 번째 단계는 의료진이 제공하려는 새로운 서비스에 대한 설명자료를 환자에게 제공하는 것입니다. 이것은 현재 사용하고 있는 의무기록 개발회사의 제품을 이용하면 됩니다. 예를 들자면 전자건강기록(Electronic Health Record: EHR)과 환자 포털을 개발해준 회사의 자료입니다. 이 회사에 연락하여 환자교육용 자료를 파일로 보내 달라고 요청해 보세요. 그런 다음에 모든 내용을 하나의 문서로 묶고 병원의 로고도 포함시키면 좋습니다. 의무기록 개발회사 중 일부는 이러한 교육자료를 웹페이지에 게시해 놓는 경우도 있으니, 설명서에 이 링크를 첨부하거나 내용을 복사해서 붙여 넣어도 좋을 것입니다. 개발회사에 요청할 때 PDF나 종이 인쇄물 대신 자료를 수정할 수 있는 형태의 파일로 달라고 요청해야 합니다.

두 번째 단계는 법적으로 환자의 동의를 받는 것입니다. 그러나 윤리적으로는 환자의 이해 정도를 테스트하는 것 또한 중요합니다. 그러므로 동의서 안에 환자의 이해도를 테스트할 수 있는 문항을 포함시켜 놓으면 더 빠르게 진행할 수 있습니다. Patients Know Best에서 환자들에게 제공했던 자료들이 웹사이트에 있으니 그것을 이용하셔도 좋습니다.

여기에서 편안하게 생각하셔도 좋을 부분은 환자에게 승낙을 받기 위해 해야 할 일이 그리 많지 않다는 것입니다. 개인건강기록을 이용하기 위해서는 환자가 의료진에게 온라인 시스템에 있는 자신의 데이터에 대한 접근 권한을 주었는지만 체크하면 됩니다. "건강보험 양도 및 책임에 관한 법(Health Insurance Portability and Accountability Act: HIPAA. 역자주 — 전자건강기록에 대한 개인정보보호를 규정하는 법안)" 문서에 나열된 것처럼, 다른 많은 의료진들과 데이터를 공유할 것이라고 길게 설명할 필요가 없다는 것이지요.

동의서에 관한 정보가 충분히 제공되었는지를 확인하기 위해서 환자에게 자신의 권리를 잘 이해하고 있는지를 물어보십시오. 동의서 내에 질문 문항을 포함시키면 환자들은 의료진을 만나기 전에 자신의 진료정보를 미리 볼 수 있다는 것, 자신의 비밀번호를 안전하게 관리할 책임이 있다는 것, 인터넷은 100% 신뢰할 수 없다는 것, 부모라고 하더라도 자녀의 의무기록에 대한 접근 권한이 없다는 것을 이해할 수 있을 것입니다. 또한 환자들이 서비스에 대한 기술적인 의문사항이나 불만사항이 있을 때 문의할 수 있는 연락처를 포함시키는 것이 좋습니다.

환자들이 모든 질문에 대해 옳은 답을 할 때까지 그들이 원한다면 계속 테스트를 해볼 수 있게 시간을 주십시오. 테스트는 환자들이 서비스에 대해 가질 수 있는 오해에 대해 곰곰이 생각해볼 시간을 충분히 줌으로써 의료진을 법적으로 보호해줄 것입니다. 그러나 일단 환자들이 테스트를 다 이해하고 동의서에 서명하게 되면, 의료진은 자신의 건강관리에 대해 진지하게 생각하고 있으며 설명을 충분히 알아듣고 참여를 약속한 환자들을 동료로 가지게 되는 것입니다.

새롭게 창조하기보다는 있는 자원을 활용해 보십시오

이러한 환자들은 질병에 대한 정보를 찾기 위해 Google을 이용할 것입니다. 그러나 환자가 찾은 모든 것을 의료진이 좋아하지는 않습니다. 의료진에게서 듣는 흔한 불만 중의 하나는 환자들이 인쇄물 한 묶음을 움켜쥐고 찾아온다는 것입니다. 의료진은 이런 인쇄물을 읽을 시간이 없을뿐 더러 환자가 가져온 많은 웹사이트의 자료를 신뢰할 수도 없습니다.

문제는 환자들이 선택한 웹사이트에 있는 것이 아니라 그들이 의료진의 도움 없이 혼자서 그 웹사이트를 선택했다는 데 있습니다. 심지어 그들이 의학저널 중 과학적이고 동료평가가 된 논문을 보았다고 할지라도, 다른 연구 결과들로부터 별로 지지를 받지 못하고 설득력이 없는 저널에 담긴 동떨어진 논문 한 편을 접했을지도 모릅니다. 다시 말하지만, 문제는 과학적인 설득력이 없는 논문을 보고 있는 환자가 아니라, 어떤 저널이나 저자가 믿을 만한 것인지를 환자에게 말해 주지 않은 의료진에게 있습니다.

물론 환자가 가져온 인쇄물 뭉치를 볼 시간이 없는 것만큼이나, 자신이 알고 있는 모든 것을 써줄 시간이 의료진에게는 없을 것입니다.

이럴 때 그 대신에 웹사이트에 게시해 주면 됩니다. 소속된 의료기관의 웹사이트에 신뢰할 만한 웹사이트의 리스트를 올려 주십시오. 예를 들면, Mayo Clinic(www.mayoclinic.com), WebMD(www.webmd.com), 또는 NHS Choices(www.nhs.uk)나 MedlinePlus(www.medlineplus.gov)와 같은 웹사이트 말이지요. 그리고 환자들에게 이런 웹사이트에서 환자가 찾아온 정보라면 같이 이야기하는 것이 즐거운 일이라고 설명하세요. 다른 웹사이트들은 믿어도 되는지 체크할 시간이 없다는 이야기를 덧붙이면서요. 또한 이러한 신뢰할 만한 웹사이트들은 충분히 검증되지 않은 새로운 기술을 이야기하기보다는, 이미 입증된 의학적 근거를 가진 내용을 설명한다고 해 주십시오.

Google의 맞춤검색엔진(Google custom search engine: www.google.com/cse)과 같은 도구를 이용하여 한 걸음 더 나아갈 수 있습니다. Google은 의료진이 선택한 웹사이트에서만 검색할 수 있도록 제한된 검색엔진을 만들 수 있게 도와줄 것입니다. 의료진이 원하는 대로 웹사이트의 목록을 만들 수 있기 때문에, 자신의 전문과목이나 인근 지역의 진료정보와 관련된 소수의 웹사이트만을 포함시킬 수 있을 것입니다. 그런 다음, 이 맞춤검색엔진을 환자들에게 알려 주면서, 여기에서 검색된 결과를 가져온다면 어느 것이나 다 믿겠다고 이야기해 주십시오. 〈그림 5-1〉에 나와 있는 예시는 일차 면역결핍 질환이 있는 환자들을 위해 맞춤검색엔진을 만드는 과정입니다.

등록하는 것은 간단한 과정이지만, 여기에는 주의를 기울여야 할 두 가지 까다로운 부분이 있습니다. 먼저 선택사항 중 "내가 선택한 웹사이트만(only sites I select)"을 선택했는지 확인하세요. 그래야만 환자들이 의료진이 미리 선택해 놓은 웹사이트에서만 결과를 얻을 수 있을 것입니다.

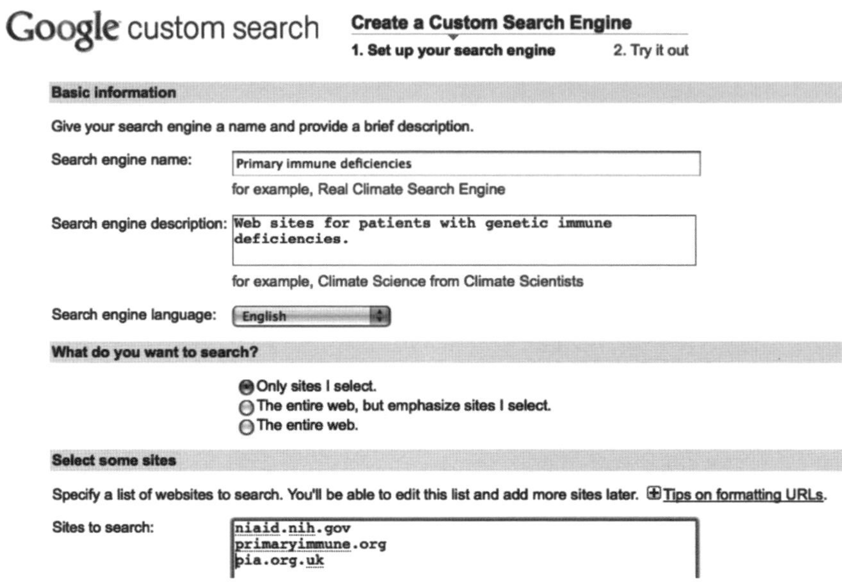

그림 5-1. Google 맞춤검색엔진을 이용하여 일차면역결핍 환자들을 위한 검색엔진을 만드는 과정입니다.

두 번째로, 앞부분에 "www"를 빼고도 신뢰색하는 웹사이트에 들어갈 수 있는지 확인해 보세요. 예를 들어, National Institute of Allergy and Infectious Diseases(NIAID)의 웹사이트에 접속하기 위해 "www.niaid.nih.gov"를 입력하는 대신 "niaid.nih.gov"를 입력해 보십시오. 왜냐하면 많은 웹사이트에서 앞부분에 쓰는 "www"는 웹사이트의 일부를 바꾸어 놓을 수 있기 때문입니다. NIAID의 경우에 일부 페이지는 www3.niaid.nih.gov로 접속됩니다. 만일 이러한 차이가 사소한 것이라고 생각하신다면 그 생각이 맞습니다. 그 때문에 앞부분에 "www"를 미리 제거해야 하는 것입니다. 그렇게 한다면 이런 자질구레한 사항에 대해 더 이상 걱정할 필요가 없어지겠지요.

칸을 채우고 나면 두 가지 쓸모 있는 것을 얻게 됩니다. 바로 링크와 위젯입니다. 검색엔진을 이용할 수 있는 링크는 웹사이트에 쉽게 추가할 수 있으며, 환자가 이를 클릭하기만 하면 익숙한 Google 인터페이스에서 필요한 내용을 검색할 수 있을 것입니다. 위젯은 조금 더 복잡하긴 하지만 웹사이트 안에 Google 인터페이스를 포함시킬 수 있습니다. 이것은 웹사이트 관리자에 따라 5분가량 소모되는 간단한 일이며, 이렇게 하고 나면 Google의 광고가 의료진의 웹페이지에 나타나게 되지요.

이 방법은 환자들에게 도움이 되지 않는 웹사이트를 멀리하고, 유용한 웹사이트만 이용할 수 있도록 도와줄 것입니다. 차이를 보고 싶

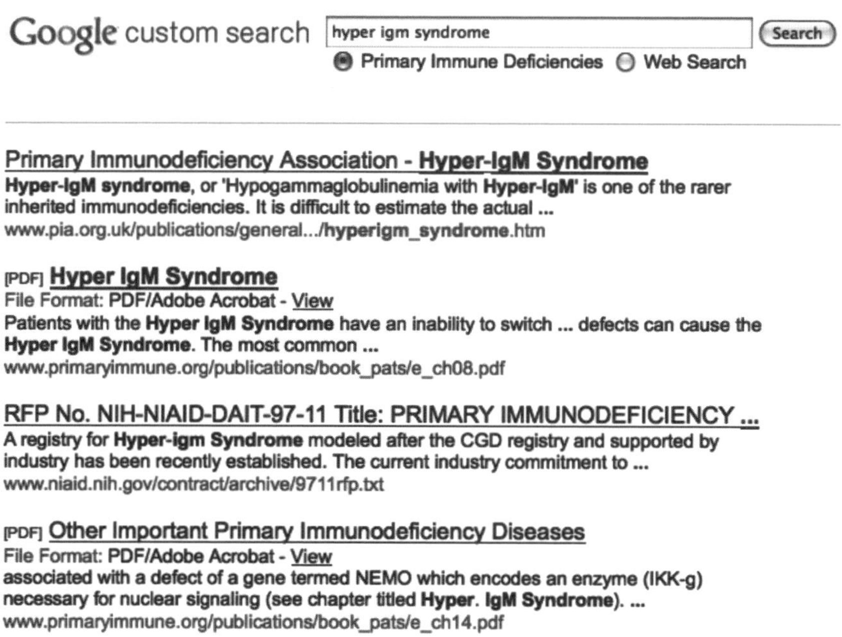
Google custom search [hyper igm syndrome] Search
Primary Immune Deficiencies   Web Search

Primary Immunodeficiency Association - Hyper-IgM Syndrome
Hyper-IgM syndrome, or 'Hypogammaglobulinemia with **Hyper-IgM**' is one of the rarer inherited immunodeficiencies. It is difficult to estimate the actual ...
www.pia.org.uk/publications/general.../**hyperigm_syndrome**.htm

[PDF] **Hyper IgM Syndrome**
File Format: PDF/Adobe Acrobat - View
Patients with the **Hyper IgM Syndrome** have an inability to switch ... defects can cause the **Hyper IgM Syndrome**. The most common ...
www.primaryimmune.org/publications/book_pats/e_ch08.pdf

RFP No. NIH-NIAID-DAIT-97-11 Title: PRIMARY IMMUNODEFICIENCY ...
A registry for **Hyper-igm Syndrome** modeled after the CGD registry and supported by industry has been recently established. The current industry commitment to ...
www.niaid.nih.gov/contract/archive/9711rfp.txt

[PDF] **Other Important Primary Immunodeficiency Diseases**
File Format: PDF/Adobe Acrobat - View
associated with a defect of a gene termed NEMO which encodes an enzyme (IKK-g) necessary for nuclear signaling (see chapter titled **Hyper. IgM Syndrome**). ...
www.primaryimmune.org/publications/book_pats/e_ch14.pdf

그림 5-2. Google 맞춤검색엔진인 '일차면역결핍' 엔진을 이용하여 "hyper IgM syndrome"을 검색한 결과입니다.

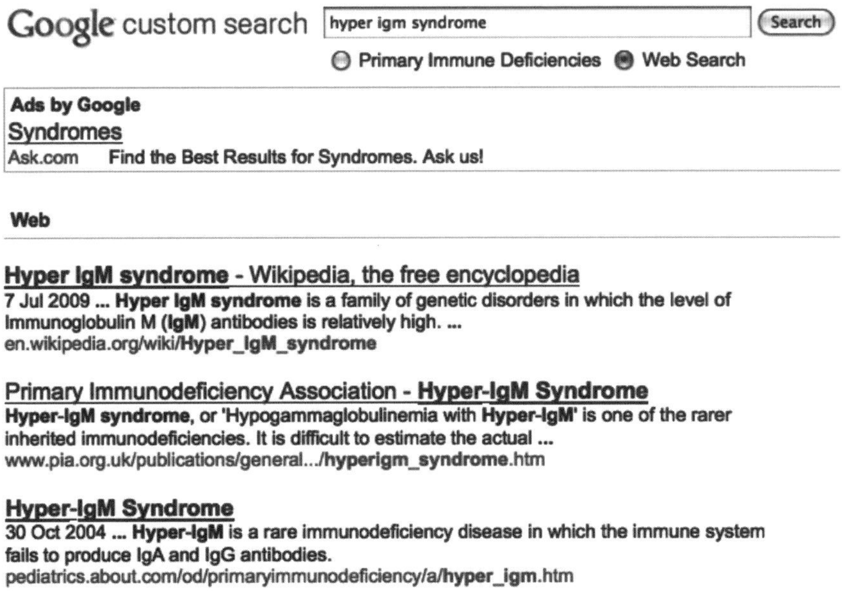

그림 5-3. Google 일반 검색엔진을 이용하여 "hyper IgM syndrome"을 검색한 결과입니다.

다면, 위에서 언급한 일차면역결핍 검색엔진을 이용하여 "hyper IgM syndrome"을 검색한 결과를 확인해 보십시오(그림 5-2). 이를 Google 일반 검색엔진을 이용해서 검색한 결과와 비교해 보세요(그림 5-3). Primary Immunodeficiency Association과 National Institutes of Health의 검색 결과가 Google 일반 검색엔진을 이용했을 때보다 더 많이 나오는 것을 확인할 수 있을 것입니다.

환자들이 스스로 데이터를 모으도록 만드십시오

이제는 환자들에게 의료진이 필요한 정보를 달라고 부탁할 수 있습니다. 먼저 그들이 다른 곳에서 진료를 받았을 때 일어난 일에 대한 기록입니다. 단기적으로 볼 때 이렇게 하는 것이 좋은 점은 보통 다른 의료기관으로부터 진료 결과에 대한 회신서가 도착하는 것보다는 대부분 환자가 더 먼저 오기 때문입니다. 무슨 일이 있었는지 환자가 정확하게 얘기해줄 수 없다든가, 또는 환자가 다녀간 이후에야 다른 의료기관의 회신서가 도착하여 그 환자에 대해 또다시 진료 일정을 잡아야 한다면 의료진이 힘들어지게 됩니다. 장기적으로 볼 때 좋은 점은 환자에게 진료에 열심히 참여해 달라고 요청함으로써 그들이 자신의 건강에 더욱 신경 쓰게 된다는 것이지요.

환자에게 다른 곳에서 진료를 받을 때 다음의 세 가지 질문을 하도록 가르쳐 주세요.

1. 이것은 무엇을 하는 것입니까?
2. 이것을 왜 합니까?
3. 이것을 하지 않으면 어떻게 됩니까?

진료를 받고 난 직후에 가능하면 빨리 개인건강기록에 자세한 내용을 기록해 달라고 환자에게 부탁하세요. 개인건강기록을 잘 활용하는 것은 중요한데, 의료진이 온라인을 통해서 데이터에 접근할 수 있기 때문이며 동시에 환자가 말한 것을 다시 기록하는 대신에 개인건강기록에 적혀 있는 것을 출력해 오라고 하면 되기 때문입니다.

만성질환이 있는 환자는 다른 데이터들도 모아야만 합니다. 당뇨병이 있는 환자는 혈당을, 천식 환자는 최대 호기량 측정기(peak flow meter)의 측정값을, 다발성 경화증 환자는 증상 일지를 기록해야 합니다. 개인건강기록을 사용하는 환자는 손수 자신의 데이터를 입력할 수 있습니다. 최근 들어서 환자들이 사용하는 점점 더 많은 장비들이 자동으로 데이터를 입력해 주는 소프트웨어를 탑재하게 되었습니다. 환자에게 데이터 수집의 중요성을 설명해 준다면, 환자들은 그들이 찾아낸 장비로 의료진을 놀라게 할 것입니다.

의료진은 환자들이 수집한 모든 데이터를 볼 시간이 없습니다. 의료진의 주요 업무가 그런 것도 아니고요. 그러나 시간만 허락한다면 의료진도 실제로 데이터를 보는 데 시간을 낸다는 사실을 환자들이 알도록 해야 합니다. 예를 들어, 환자의 혈당이 어느 수준인지 매주 볼 필요는 없습니다. 그러나 환자가 당뇨 상담을 위해 방문했을 때에는 그들의 이전 기록을 보면서 함께 의논할 수 있겠지요. 의료진이 그렇게 하지 않는다면 환자는 더 이상 데이터를 수집하는 데 시간을 낭비하지 않을 것입니다. 그러나 이것을 잘 활용할 수만 있다면, 의료진은 불충분한 데이터를 가지고 잘못된 임상적 결정을 내리는 데 시간을 낭비하지 않게 됩니다. 그리고 환자에게 진료받을 때마다 이런 데이터를 가지고 오는 것이 중요하다고 가르쳐 주게 될 것입니다.

응급상황은 다음과 같이 처리하십시오

아마도 가장 중요한 진료는 응급상황에서 벌어질 것입니다.

온라인 상담은 응급상황을 위한 것이 아닙니다. 환자가 흉통이 있다면 이메일로 무엇을 해야 하는지 물어볼 것이 아니라, 가능하면 빨리 의료진을 만나기 위해 응급실로 와야 합니다. 그러나 상황이 매우 급할수록 의료진이 환자의 과거력을 충분히 들여다볼 시간은 적어집니다.

개인건강기록이 필수적인 것은 바로 이때입니다. 이때 환자는 자신에 대한 세부 사항을 출력해와야 하며, 개인건강기록 웹사이트의 이용자명과 비밀번호까지 잊지 말고 가지고 와야 합니다. 대부분의 의료진이 새로운 웹사이트 이용법을 처음부터 배우기보다는, 임시이기는 하지만 우선 종이기록부터 보고 싶어하기 때문에 출력물을 챙겨야 합니다. 이용자명과 비밀번호는 의료진이 환자에게 자세한 임상경과에 대해 물어볼 때 중요합니다. 환자는 의식이 없거나, 로그인 정보가 미리 저장이 되어 있어서 자동으로 접속되는 개인용 컴퓨터를 사용했기 때문에 로그인 정보를 기억하지 못할 수도 있습니다. 이용자명과 비밀번호를 종이에 적어오는 것은 응급실에서의 스트레스 상황에서 위안이 될 수 있을 것입니다.

물론 그들이 응급실 방문 후에 다행히 치료되었다면, 무슨 일이 있었는지 개인건강기록에 적어두라고 확실히 말해두십시오. 의료진은 환자의 다음 방문 때까지 이 기록을 읽어둘 필요가 있습니다.

요약

- 교육은 의료진이 환자에게 제공할 수 있는 진료의 중요한 한 부분이며, 환자는 배우기를 열망하고 있습니다.
- 환자들이 자신의 건강에 대해서 더 잘 이해하고 관리하기 위하여 개인건강기록에 시간을 투자하도록 격려가 필요합니다.
- 환자가 개인건강기록을 사용하는 것에 동의하기 전에 먼저 그에 대한 환자의 이해 정도를 점검하십시오.
- 쓸모 있는 교육자원을 찾기 위해 환자는 의료진의 도움이 필요합니다. 그러나 의료진이 이러한 자원을 직접 만들 필요는 없습니다.
- 조금만 도와준다면 환자는 의료진에게 모든 종류의 유용한 데이터를 가져다줄 수 있을 것입니다.

• 개인건강기록은 의료진이 환자의 상태를 아직 잘 파악하지 못했을 때, 예를 들면 응급상황에서 의료진에게 도움이 됩니다.

Reference

Stevens, S., 2009. My PC means everything to me as a disabled person. [Online] (Updated January 28, 2009) Available at: http://www.communitycare.co.uk/blogs/social-care-experts-blog/2009/01/by-simon-stevens-the-benefits-t.html [Accessed July 27, 2010].

Chapter 6

진료시간 절약하기

> 모든 첨단기술 비즈니스의 첫 번째 규칙은 효율적인 작업에 적용되는 자동화는 효율성을 높여준다는 것이고, 두 번째 규칙은 비효율적인 작업에 적용되는 자동화는 비효율성을 높여준다는 것이지요.
>
> Bill Gates, Microsoft와 Bill & Melinda Gates Foundation 설립자

의료진이 지금 하고 있는 오래된 습관들을 버리지 않는다면, 개인건강기록(Personal Health Record: PHR)을 이용하여 시간을 절약하는 방법은 없습니다. 개인건강기록을 제대로 사용하기 위해서는 지금 하고 있지 않은 새로운 것들을 하는 데 시간을 투자할 필요가 있기 때문이죠. 컴퓨터를 세팅하고, 환자로부터 동의서 서명을 받고, 환자에게 비밀번호를 제공하며, 환자와 함께 웹사이트를 이용하는 것, 이 모든 것이 의료진에게 새롭게 주어지는 일이며 이는 시간이 필요합니다. 9장 "재정적 문제"에서는 의료진이 환자에게 제공하는 새로운 서비스에 대한 투자비용을 보상받을 수 있는 몇 가지 방법에 대해 다루고 있지만, 그럼

에도 불구하고 여전히 새로운 운영상의 비용이 발생합니다. 이전의 비용을 절약하지 않는다면, 그것들을 계속 떠안은 채로 새로운 비용만 추가하게 되겠지요.

대부분의 의사들은 이를 이해한다고 말합니다. 그들은 고개를 끄덕이고 더욱 효과적으로 일할 수 있는 새로운 기술을 원한다고 말하지요. 그러나 그들의 실제적인 행동은 다릅니다. 그들은 이미 약속이 잡힌 진료들을 취소하는 법이 없는데, 법적 책임을 지게 될까 걱정하기 때문입니다. 대부분이 정상임에도 불구하고 주의를 기울여야만 하는 한두 가지 검사 결과들만 보기보다는 모두를 다 들여다 보아야 한다고 주장하기도 합니다. 컴퓨터를 통해 조언을 보내지 않는 이유는 환자들이 컴퓨터를 사용하지 못할 것으로 생각하기 때문입니다. 전화 상담을 어떻게 시작하는지 모르기 때문에 전화 상담 역시도 시작하지 않습니다.

이번 장에서는 의료진이 시작할 수 있도록 도움이 되는 내용을 다루겠습니다. 이는 오래된 습관들을 버려야 하기 때문에 쉬운 일은 아닙니다. 특히나 동료들은 계속 오래된 습관을 유지하고 있는데, 자기 혼자 새로운 일을 시작하는 것이 두렵기도 합니다. 그러나 이것은 분명히 해볼 만한 가치가 있는 일입니다.

스스로 공부하십시오

British Medical Journal의 편집위원장이었던 Richard Smith 박사는 어머니의 정형외과 진료에 동행하였습니다. 이는 수술 후 경과를 보기 위한 진료였으며 어머니는 회복이 꽤 잘된 상태였습니다. 의사를 만나기 위해 한 시간이 걸리는 거리를 가야 했으며, 불가피하게 시간이 지연되어 두 시간을 더 기다려야만 했습니다. Richard의 어머니가 진료실로 잘 걸어 들어오는 것을 본 의사는 상태가 호전되었음을 확인하였고 단 몇 분 안에 진료를 끝냈습니다.

Richard는 묻습니다. 호전 여부를 확인하는 데 있어 면대면 진료가 왜 꼭 필요한 것인지를요. 의료진이 그의 어머니께 전화 상담을 통해 상태는 어떤지 확인할 수는 없었는지를요. 환자에게 외과 의사 팀이나 가정의학과 의사에게 전화해야 할 경우의 목록을 주고, 특별한 일이 없다면 추후 진료예약을 취소했다면 더 좋았을 것입니다.

다음 진료 때부터 이렇게 해 보십시오. 진료 때마다 환자가 다시 방문할 필요가 있는 경우와, 진료 약속을 취소하고 면대면 진료 대신 전화 상담을 해도 좋을 경우에 대해 적어보세요.

그러나 전화 진료를 피해야 하는 경우도 물론 있습니다. 면대면 진료를 다른 것이 대신할 수 없는 충분히 중요한 이유가 있는 경우도 많습니다. 예를 들어, 환자의 복부를 검사하는 것은 갑작스런 복통 증상이 있을 때 매우 중요합니다. 그러나 여기에서 지적하는 것은 방문할 마땅한 이유가 없는 경우를 골라내자는 것입니다.

전화 상담으로 전환하십시오

진료예약을 잡기 위해 Tony Stern 박사의 사무실로 전화하는 환자들은 2시간 이내에 그로부터 다시 전화를 받게 됩니다. Stern 박사는 대개 환자들의 휴대폰으로 전화를 거는데, 그때 그는 환자에게 병력을 충분히 묻습니다. 전화 통화를 하는 환자의 약 3분의 1은 단지 조언을 얻고 싶어하는데, 예를 들면 그냥 먹을 수 있는 일반의약품에 대해 묻거나 아픈 증상에 대한 즉각적인 조언을 듣기 위함입니다. 또 다른 3분의 1은 상담을 위해 전화합니다. 환자가 받은 검진 결과의 의미나 의뢰서를 받은 병원에 대한 질문, 의사가 써준 처방에 대한 질문이지요. 많은 약국이 이미 집으로 배달해 주는 서비스를 제공하고 있기 때문에 이런 환자들은 사실 집을 나설 필요가 없습니다.

마지막으로 환자의 나머지 3분의 1은 정말로 면대면 진료가 필요한 환자들이며, 24시간 안에 진료예약을 잡을 수 있습니다. Tony Stern 박사의 이런 상황과 관련된 짧은 강의와 비디오를 http://wiki.patientsknowbest.com/Tony_Stern에서 볼 수 있습니다.

팀에게 설명해 주십시오

혼자서 변화를 만들 수는 없으며, 반드시 팀이 지원해 주어야 합니다. 예를 들어, 의사 혼자서 답신 전화 몇 통을 시작했다 하더라도, 이를 제대로 처리해두지 않는다면 접수담당 직원은 의사가 왜 그랬는지 무엇을 했는지 이해하지 못할 것이며 환자들은 설명이 불충분하다고 느낄 것입니다. 환자들은 전화 상담이라는 편리한 서비스를 받았다 생각하지 않을 것이며, 오히려 면대면 진료가 없어진 것으로 생각해서 서비스가 줄어들었다고 오해할 것입니다. 동료 의사 역시 이러한 새로운 시도가 안전하다고 확신하지 못한다면, 보상적 차원에서 자신이 대신 환자들을 위해 진료 약속을 잡기 시작할 것입니다. 이 실험을 혼자 시작할 수는 있겠지만, 팀과 함께 무엇이 목적이며, 이것이 왜 좋은지를 설명하는 것이 필수적입니다.

의논할 때는 모든 사람들의 우려 사항에 대해 명쾌하게 이야기하는 것이 중요합니다. 물론 안전이 가장 중요할 것입니다. 직접 진료를 했으면 찾았을 것을 전화 상담으로 했기 때문에 놓치게 된다면 어떻게 될까요? 또 다른 고려 요인은 효율성인데, 전화 상담을 시작하고 나서 면대면 진료 때와 동일한 시간만큼 전화를 해야 한다는 것을 깨닫게 된다면 이를 환자에게 이야기해야 하는 문제가 발생할 것입니다.

이러한 우려들을 충분히 이해하게 된 후에야 의료진은 그것을 함께 극복할 수 있습니다. 안전이 걱정된다면, 100명 정도의 환자를 대상으로 우선 시도해볼 수 있을 것입니다. 50명은 전화로 상담하고, 나머지 50명은 이전에 해왔던 것처럼 면대면 진료를 하는 것이지요. 면대면 진료를 하지 않고 전화로 상담할 때 얼마나 많은 문제를 놓치게 되는지 확인하세요. 더 중요한 것은 전화로 해결할 수 있는 문제가 얼마나 있는지 명확하게 살피는 것입니다. 전화 상담에서 면대면 상담으로 전환해야 할 경우에는, 이를 대치할 다른 방법이 있는지 검토해 보십시오. 마지막으로, 이 새로운 진료 과정을 환자에게 설명할 때에는 반드시 주의를 기울이셔야 합니다.

환자들과 이야기하십시오

환자들로 하여금 의료진이 면대면 진료를 더 어렵게 만들고 대신에 전화나 온라인 상담으로 대치하려고 한다고 생각하게 만들면 안 됩니다. 서비스가 줄어든다고 생각하게 되면 환자들이 당연히 싫어할 것이기 때문입니다. 그러나 가장 중요한 것은, 환자들이 전화 상담으로도 진료예약을 할 수 있다고 믿지 못한다면 의료진도 그들에게 앞으로 진료를 받기 위해 전화하라고 말하기 불편할 것이라는 점입니다. 진료예약을 해 주는 것은 물론, 모든 환자들에게 그 문제에 대해 이야기했던 의사로부터 진료를 받을 수 있다는 사실을 확인시켜 주십시오.

그러나 의료진이 이러한 안전장치를 잘 챙겼다면 이제는 새로운 서비스의 혜택을 편안하게 광고할 수 있습니다. 핵심은 10분의 진료를 받기 위해서 하루의 반나절을 빼앗긴다는 것을 환자들에게 이해시키는 것입니다. 환자들은 병원까지 와야 하며, 주차장을 찾아서 주차를 시키고, 진료가 밀려 기다려야 할 때도 종종 있으며, 그런 후에 다시 집까지 돌아가야 합니다. 단 몇 분을 위해 시간을 많이 낭비해야 한다는 것을 환자에게 주지시키십시오.

미국을 포함하여 사보험 시스템을 가지고 있는 나라에서는 비용이 싼 전화와 온라인 상담이 환자로서는 요금을 적게 내고 부담도 줄이는 방법이 될 수 있습니다. 9장 "재정적 문제"에서 미국의 건강보험회사 중 이러한 혜택을 이해하고 이를 환자와 함께 공유하고 있는 회사를 살펴볼 것입니다. 그러나 의료진은 직접 돈을 지불할 수 있는 환자들과 함께 작은 것부터 시도해볼 수 있습니다.

예를 들어, Patients Know Best의 고객 중 외과 의사들은 환자들에게 온라인 상담을 해 주고 개별적으로 요금을 부과하고 있습니다. 이러한 서비스는 외과 의사로 하여금 직장을 가진 환자들이나, 환자와 함께 진료에 참여하지는 못했지만, 환자를 돌보는 데 여전히 참여해야 하는 환자의 가족들에게 더 나은 서비스를 제공할 수 있도록 해줍니다.

온라인 상담을 잘 활용하십시오

전화 상담과 마찬가지로 온라인 상담은 처음에 간단히 시도해 보기에는 최적입니다. 예를 들어 Cisco(역자주 — 전자제품, 네트워크, 음성 및 영상통신 서비스를 비즈니스로 하는 다국적 기업)의 원격의료 프로그램은 기능과 정밀성이 뛰어나지요(http://www.cisco.com/strategy/healthcare/care_at_a_distance.html). 그러나 이것은 초기 투자비용이 많이 들며, 의료진과 환자 양쪽 다 Cisco의 특별한 장비를 사용해야만 합니다. 의료진과 환자 모두 비디오카메라를 보면서 실시간으로 통화하는 이 장비는 면대면 상담을 온라인으로 대치하려는 노력의 일환입니다. 다른 많은 원격의료 회사들도 이와 유사하게 값비싼 서비스를 제공하고 있지만, 아마도 지금까지 이 분야에 가장 많은 노력을 투자한 회사는 Cisco일 것입니다.

Patients Know Best에서는 단순성에 초점을 두고 위와는 정반대의 방향을 지향합니다. 많은 의사들은 이미 환자들로부터 이메일을 받고 있거나, 아니면 적어도 이메일을 보내도 좋겠냐는 요청을 받고 있습니다. 고화질의 비디오카메라보다는 이메일을 통해 접근을 시도하는 환자와 의료진이 훨씬 더 많습니다. 게다가 이메일의 비동시성은 약점이 아닌 강점이 됩니다. 좀 더 자세히 이야기해 봅시다. 이미 의료진을 만난 적이 있고 자신의 병을 이해하고 있는 환자들은 때때로 특별한 질문을 하기 위해 이메일을 보내기도 합니다. 그들은 아마도 종종 사무실에서 이메일을 보내는 경우가 있는데 이는 진료에 관련된 세부 사항에 대해 전화로 의논하는 것을 다른 누군가가 듣게 되는 것이 달갑지 않기 때문입니다. 또는 병원의 근무시간 외에 이메일을 보내고서 답장이 왔는지를 아무 때나 체크해 보기도 할 것입니다. 병원의 사무실에 음성메시지를 남긴 후에 답변을 기다려 왔던 것처럼 환자들은 24시간 이내에 의료진이 답장을 줄 것으로 기대하며 기다리고 있겠지요.

물론 의료진은 진료에 관련된 상담을 위해 일반적인 이메일을 사용해서는 안 됩니다. 왜냐하면 대다수의 환자들이 사용하는 정보기술은 보안이 철저하지 못하며, 국가에서 정해 놓은 의무기록에 관련된 법적 규정조차 준수하고 있지 못하기 때문입니다. 일부 소프트웨어는 의료진과 환자 모두 안전하게 서로에게 이메일을 보낼 수 있는 웹사이트를 제공하기도 합니다. 의료진과 환자가 시스템을 신뢰할 수 있다면, 의료진은 다른 기능을 추가하는 데 시간과 노력을 투자할 수 있을 것입니다. 예를 들면, 의료진이 사용하고 있던 일반 이메일 시스템과 안전하게 통합되어 결과적으로 그 웹사이트에 따로 로그인할 필요가 없는 전용 서비스도 있습니다. 임상검사 시스템과 이메일 서비스를 통합할 수 있다면 검진 결과를 웹사이트나 전화를 통해 바로 환자에게 전달해 줄 수도 있겠지요. 궁극적으로는 모든 의무기록이 개인건강기록을 통해서 공유될 수 있다는 뜻입니다.

그러나 이 모든 것들은 초기의 시도가 쓸 만하다고 판명이 되고 사람들에게 잘 받아들여질 수 있다고 증명된 후에 시도되어야 합니다. 그리고 각각의 시도는 의료진의 업무 흐름에 맞게 수정될 필요가 있습니다. 예를 들어, 매일 이메일을 체크함과 동시에 웹사이트를 체크해 환자들의 온라인 상담과 질문에 답하는 전문간호사를 둘 필요도 있는 것이지요. 이러한 일을 도맡아서 대신해 주는 진료 코디네이터를 두고 일을 하는 경우도 있고, 의사가 직접 웹사이트에 로그인해서 일을 하는 것을 더 선호하는 경우도 있습니다.

정보를 온라인으로 보내십시오

의료진은 환자에게 정보를 보내는 데 많은 시간을 보내야 할 것입니다. 내용물을 인쇄하고 봉투에 풀을 발라 붙인 뒤 환자에게 전화를 하고 우편으로 보내거나, 그렇지 않으면 진료 중에 환자에게 인쇄물을 줄 때도 있을 텐데, 어찌 되었건 많은 일을 추가로 해야 합니다. 영국의 국민건강보험(National Health Service: NHS)은 상담을 한 전문의들로 하여금 환자와 일차진료 의사 두 사람에게 진료요약서를 보내 달라고 요구하고 있습니다.

검사 프로그램에 관한 한 일의 규모는 엄청나게 커집니다. 예를 들어, 영국의 대장암 검사는 여러 개의 지역센터에서 담당하는데, 이들 각각이 60세가 넘은 환자들에게 분변 잠혈 검사 키트를 보냅니다. 그런 다음 대변 샘플을 보낸 사람들에게 다시 검진 결과를 보내 주지요. 지역의 일차진료 의사보다는 지역 전문의들이 이 일을 하고 있기 때문에, 검진 결과의 의미에 대해 궁금하고 걱정이 많은 환자들은 전문의에게 직접 질문하기를 원합니다.

이 경우 정보를 온라인으로 전달하는 것은 시간과 돈, 걱정을 많이 절약해줄 수 있습니다. 내용물을 인쇄하고 올바른 환자에게 보내는 것은 육체노동이며 동시에 오류가 발생하기 쉬운 과정이기 때문에, 온라인을 이용하면 의료진은 시간을 많이 단축할 수 있습니다. 전자적 배달은 물리적 배달보다 훨씬 싸며, 걱정은 개인건강기록 소프트웨어를 이용하여 줄일 수 있습니다. 전자 배달 시스템은 충분히 많은 정보를 담고 있는 웹사이트와 함께, 환자의 검진 결과를 가장 잘 이해하고 있는 사람과 온라인으로 상담할 수 있는 링크를 제공할 수 있기 때문이지요.

그러나 온라인으로 의사소통할 수 있도록 바꾸는 것은 초기에는 복잡하면서 비용이 많이 드는 과정이기 때문에, 이 장에서 다루었던 다른 방법들이 성공한 후에만 이 방법을 시도해 보는 것이 좋습니다. 안전한 의사소통을 보장하며, 환자의 선택을 가능하게 하는 기술적 통합은 매우 복잡한 것으로서 적지 않은 비용을 투자해야 합니다. 여기에서 비밀의 열쇠는 바로 개인건강기록입니다.

미국에서 개인건강기록의 대표적 사례로는 Google Health, Microsoft HealthVault, Patients Know Best 등이 있습니다(역자주 — Google Health는 기대한 만큼의 대규모 사용자 집단을 얻지 못하면서 2012년 1월 1일자로 공식적 서비스를 중단하였음). 이 책의 부록에는 의료진이 환자에게 제공해줄 수 있는 설명서가 있으므로 환자들이 Microsoft의 개인건강기록 사용법을 배울 수 있으며 Patients Know Best에서는 이와 관련된 비디오를 볼 수 있습니다. 그러나 Google과 Microsoft가 제공한 개인건강기록에는 제한이 있기 때문에, 전자건강기록(Electronic Health Record: EHR)을 개인건강기록으로 연결할 필요가 있습니다. 바로 이것이 Patients Know Best 플랫폼이 의료진의 전자건강기록과 이러한 개인건강기록을 연결시킬 수 있도록 설계된 이유입니다. 이를 이용해서 환자들은 자신이 원하는 대로 데이터를 받고 싶은 곳을 선택할 수 있게 되었지요.

보안에 있어 가장 어려운 점은 개인건강기록을 이용해서 의료진과 의사소통하겠다는 사람이 실제로 그 환자 본인인지 확인하는 것입니다. 바로 이 때문에 환자가 처음 개인건강기록을 이용하기 위해 등록할 때 반드시 사진을 이용해서 본인 확인을 하겠다고 약속을 받아야 하며, 이 때문에 Patients Know Best는 관리도구를 이용하여 환자를 확인하는 기능이 있습니다.

이러한 장애물을 뛰어넘은 후에는 환자에게 온라인으로 정보를 보낼 준비가 다 되었다고 말해도 좋습니다. 처음부터 모든 사람이 준비되지는 않을 것입니다. 그러나 은행에서 청구서를 전자로 전달받는 경우는 이전에 비해 꾸준히 증가하고 있으며, 온라인으로 은행 업무를 보고 있는 사람들의 55%는 더 이상 종이로 받지 않는다고 했습니다

(Hingdon and Davis 2009). 그리고 환자들은 점점 더 검진 결과를 휴대폰으로 받아보고 싶어합니다(Menon-Johansson et al. 2006). 그 이유는 결과가 신속한 데다가, 휴대폰은 매우 개인적이고 친밀한 수단이기 때문이지요. 끝으로 Patients Know Best의 관리도구들은 온라인으로 검진 결과에 접근할 수 있는 가족구성원을 환자 본인이 지정할 수 있게 되어 있습니다. 환자가 인터넷을 사용할 수 없거나 하고 싶어하지 않을 경우를 대비해서입니다.

이와 같은 모든 변화는 의료진이 환자를 위한 진료의 효율성과 품질을 높여 주는 새로운 의료전달시스템을 창조해 나가고 있음을 말해줍니다. 이다음 장은 이러한 가능성을 기술적, 법적, 재정적인 세부 사항별로 살펴보면서 현실화하는 방안을 다루어 보겠습니다.

요약

- 오래된 습관들을 버린다면, 의료진은 개인건강기록의 새로운 기술로부터 혜택을 받을 수 있을 것입니다.
- 반드시 면대면 상담일 필요가 없는 진료가 어떤 것이 있는지 검토해 보십시오.
- 이러한 진료들 중 일부는 전화 상담으로, 일부는 개인건강기록 상담으로 전환하십시오.
- 시간을 절약하고 의료의 품질을 높일 수 있는 이러한 방향으로의 전환에 의료팀 전원이 동의해야 합니다.
- 환자들 역시 동의해야 합니다. 그래야 그들은 비용 절감보다는 서비스 향상의 변화를 직접 체험하게 될 것입니다.
- 온라인으로 정보를 전달하는 것은 시간과 돈, 걱정들을 많이 줄여줄 것입니다.
- 온라인 상담은 결과적으로 시간을 절약하고 수익을 증가시켜 줄 것입니다.

References

Higdon, E. and Davis, E., 2009. The time has come to eliminate paper statements. *Forrester* July 17.

Menon-Johansson, A.S., McNaught, F., Mandalia, S., and Sullivan, A.K., 2006. Texting decreases the time to treatment for genital *Chlamydia trachomatis* infection. *Sexually Transmitted Infections* 82(1): 49–51.

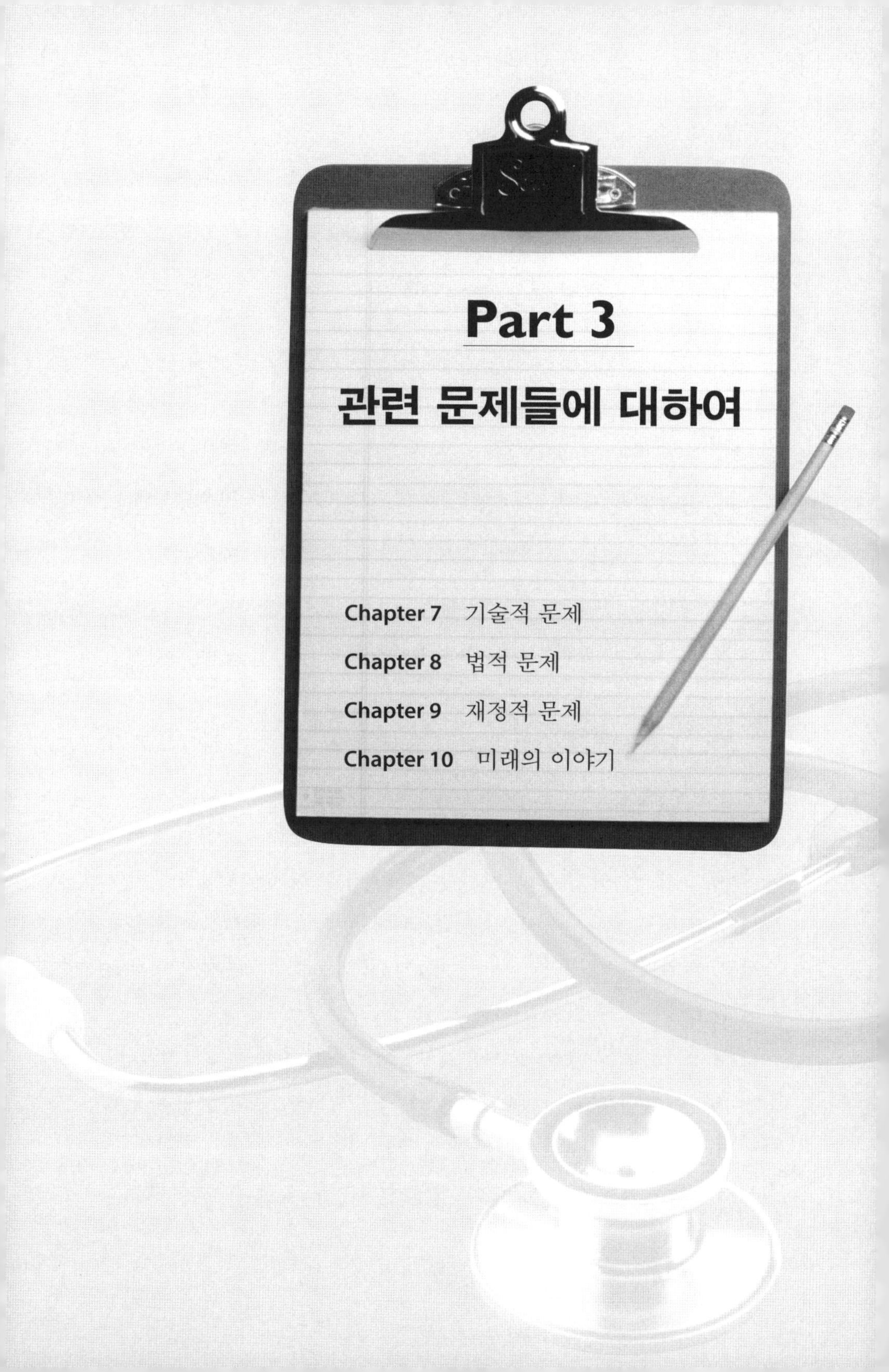

Part 3

관련 문제들에 대하여

Chapter 7

기술적 문제

모든 문제들이 기술에 관련된 것이기를!

"컴퓨터과학 분야의 노벨상"인 Turing Award 수상자, Jim Gray 박사

저는 의료진이 자신에 대해 "기술을 두려워하는 사람"이라고 지칭할 때마다 항상 놀라곤 합니다. 의학은 기술의 집합체이며, 의료진은 환자를 돕기 위해 기술을 사용하는 것을 즐기는 사람들입니다. 마취제와 항생제, 내시경과 청진기, 백신과 엑스레이까지 의료 분야에서 기술은 도처에 퍼져 있습니다. 그리고 간호의 치유로부터 평화로운 호스피스까지, 하임리히 요법이나 매일 죽음에 맞서는 인공호흡법에 이르는 진료 과정들이 모두 기술입니다.

정보기술(Information Technology: IT)은 혁명의 차세대 물결이며, 일상의 업무가 정보로 둘러싸인 전문가들을 IT가 도울 수 있는 시대가 도래하였습니다. IT라 하여 이해하기 어려운 내용은 아닙니다. 적어도 건강관리와 질병치료의 어려운 개념들에 이미 숙달된 의료전문가들에게

는 말이지요. 그러나 IT에 대한 이해 없이 환자를 진료하는 것은 앞으로 점점 더 어려워질 것입니다. 그래서 이번 장에서는 이에 대하여 두 부분으로 나누어 설명하려고 합니다. 첫 번째는 IT의 기본적인 개념을 간단하게 소개할 것이므로 개인건강기록(Personal Health Record: PHR)에 익숙하지 않은 동료들과 이 내용을 공유할 수 있을 것입니다. 두 번째는 개인건강기록 기술에 대한 설명과 함께 이것을 환자들을 위해 어떻게 효과적으로 활용할 수 있는지를 다루겠습니다.

여기에서 제가 조언해 드릴 수 있는 것이 하나 있다면, IT 업무를 외부에 위탁하라는 것입니다. 병원 내부에 IT 업무에 대해 모두 맡길 수 있는 사람이 있다는 것은 중요하지만, IT 업무를 담당하고 있는 사람이 외부의 자원을 더 많이 활용할수록 더 좋습니다. 그래서 이번 장에서는 이런 방법에 대한 일련의 교육을 제공하고자 합니다.

IT 기초

IT는 네 가지로 구성되어 있습니다. 데이터, 하드웨어, 소프트웨어, 네트워크가 바로 IT의 구성요소이지요. IT 전문가에게서 듣게 되는 모든 용어들은 이들 용어 중의 하나이거나 이들의 결합입니다.

1. 데이터는 정보입니다. 예를 들어 환자의 아침 혈당치나 지난주에 받은 환자의 엑스레이 결과, 이 두 가지에 대한 의료진의 소견 등이 데이터에 속하겠지요.
2. 하드웨어는 물리적 도구입니다. 컴퓨터, 랩탑, 전화기가 이에 해당합니다.

3. 소프트웨어는 하드웨어를 통제하기 위해 인간이 만들어낸 명령어입니다. 예를 들어, 개인건강기록 소프트웨어는 의료진의 컴퓨터에서 환자의 휴대폰으로 혈당 정보를 전송해 주지요.
4. 네트워크는 데이터, 하드웨어, 소프트웨어들의 연결이며 컴퓨터의 윈도우, Cerner(역자주 — 전자의무기록, 처방전달시스템, 원무시스템 등을 개발하는 의료기관 전문 의료정보기술 다국적 기업)에서 제공하는 스마트폰용 전자건강기록, Patients Know Best의 개인건강기록 소프트웨어 등이 연결된 것이 이에 속합니다.

개인건강기록 데이터

데이터는 데이터를 활용할 수 있는 적절한 소프트웨어가 있을 때에만 유용합니다. 결국, 소프트웨어는 데이터의 형식을 결정하게 되는데, 달리 말하면 데이터가 어떻게 조직되는지를 결정하는 것이지요. 예를 들어 살펴봅시다. 의료진이 종이 한 장짜리의 환자의 질병력을 받아 보았다고 생각해 보십시오. 이는 대개 주증상, 과거력, 기타 질병력이라는 제목들로 구성되어 있을 것입니다. 의료진이 제목의 구성을 바꾸거나 제목 없이 자유롭게 내용을 작성한다고 해도 다른 동료들은 그 내용을 이해할 수 있을 것입니다. 그러나 컴퓨터는 그렇지 않습니다. 컴퓨터는 문자 그대로만을 받아들이며 소프트웨어는 데이터가 같은 제목하에 같은 순서로 적절한 위치에 나타날 때에만 작동합니다. 데이터의 양식이 결정적인 이유는 바로 이 때문이지요.

가장 중요한 개인건강기록 데이터 양식은 "지속진료기록(Continuity of Care Record: CCR. 역자주 — 진료정보의 교류를 위하여 표준적 규약에 따라 작성된 환자 상태에 대한 요약기록)"과 "지속진료문서(Continuity of Care Document: CCD. 역자주 — CCR을 HL7 임상문서 아키텍처로 구현한 문서)"입니다. 이들은 비슷한 방법으로 데이터를 구성하여 진료의뢰서를 작성하는데, 환자에 관련된 모든 정보, 즉 현재 증상과 과거 질병력, 처방과 알레르기 등을 포함하고 있습니다.

미국에서 대부분의 개인건강기록 소프트웨어는 CCR을 지원하고 있으며, 많은 소프트웨어가 CCD 또한 지원합니다. Google과 Microsoft, Patients Know Best와 같은 개인건강기록 소프트웨어는 CCR 형식으로 데이터를 보내고 받을 수 있으며, Microsoft는 CCD 또한 지원합니다. Walgreens, CVS(역자주 — 미국 최대의 약국 체인점)와 같은 약국과 MinuteClinic과 같은 소규모 진료소(역자주 — 대형 슈퍼마켓 안에 입점하여 가벼운 질환의 치료와 예방적 진료를 하는 곳)는 CCR을 지원하고요. 관심이 있다면 기술적인 세부 사항에 대해 wiki.patientsknowbest.com/CCR에서 읽어보시면 되지만, 그럴 필요까지는 없을 겁니다.

의료진이 정말로 해야 하는 것은 CCR과 CCD 모두를 지원하는 소프트웨어를 선택하는 일입니다. 이러한 소프트웨어는 환자가 이용하고 있는 개인건강기록으로 데이터를 보낼 수 있게 해줍니다. 이러한 기술은 비교적 최근에 발전한 것이기 때문에 기존에 사용하고 있던 오래된 소프트웨어는 이를 지원해 주지 못할 것입니다. 그러나 새로 개발되는 소프트웨어는 대부분 이것을 지원할 수 있기 때문에, 이러한 기능이 있는지를 검토해서 소프트웨어 개발회사가 현재는 이 기술을 지원하지 못한다고 말하면 앞으로는 가능하게 해 달라고 요구해야 합니다. 또한 기존에 사용하고 있던 낡은 소프트웨어 개발자에게 CCR과 CCD를 지원할 수 있도록 업그레이드시킬 수 있는지 물어보도록 하십시오. 업그레이드하는 데에는 시간이 다소 걸릴 테니 빨리 알아보는 것이 좋습니다.

개인건강기록 하드웨어

필요한 하드웨어는 세 가지로서 의료진용, 환자용, 그리고 의료진과 환자 연결용입니다.

의료진은 개인건강기록을 위해 새로운 하드웨어를 장만하거나 특별한 것을 구입할 필요가 없습니다. 원래 보유하고 있던 컴퓨터를 계속 사용하되, 최신의 휴대폰들은 강력한 컴퓨터가 될 수 있다는 사실 또한 기억해야 합니다. 블랙베리나 아이폰, 그 외의 스마트폰은 의료진이 이동 중에 개인건강기록으로 작업해야 할 때 유용합니다. 특히 환자의 메시지를 받고 응답해야 할 때 말이지요.

환자 역시 개인건강기록을 위해 새로운 하드웨어를 장만하거나 특별한 것을 구입할 필요가 없습니다. 대부분의 개인건강기록은 인터넷 Explorer나 Firefox와 같은 간단한 웹브라우저만 있으면 되는데, 이 말은 즉 최근 3년간 나온 어떠한 컴퓨터도 충분히 쓸모가 있다는 뜻입니다. 최신 휴대폰이 이러한 웹사이트에 접속할 수 있다 하더라도 휴대폰의 스크린은 모든 데이터를 선명하게 보여주기에는 너무 작아서 환자에게는 큰 스크린을 가진 컴퓨터를 이용하도록 권유하는 것이 좋습니다. 동네 도서관이나 공공기관의 주민센터 등에 있는 컴퓨터를 이용할 수 있으므로 굳이 컴퓨터를 살 필요가 없다는 것을 환자에게 주지시키십시오.

IT 팀이 걱정해야 하는 것은 연결을 위한 하드웨어입니다. 환자 포털을 운영하기 위해서 IT 팀은 의료진이 가지고 있는 환자의 모든 데이터를 웹사이트로 공유할 수 있을 만큼 강력한 컴퓨터를 마련하고 또 유지 관리해야 합니다. 반면에 웹 기반 개인건강기록을 사용한다면 Google이나 Microsoft, Patients Know Best 등에서 매우 강력한 하드웨어를 사용하여 서비스를 제공해 줍니다.

컴퓨터 바이러스가 쉽게 전파될 수 있기 때문에 의료진과 IT 팀은 절대로 병원의 하드웨어를 환자의 것과 직접 연결하지 말아야 합니다. 환자의 컴퓨터나 USB 드라이브에 환자의 데이터를 저장하는 형태의 개인건강기록인 경우에는 직접 연결을 해야 합니다. 개인건강기록 개발자들은 데이터를 인터넷에 저장하는 것보다 사용자의 컴퓨터에 직접 저장하는 것이 더 안전하므로 이러한 방식을 택하기도 합니다. 그러나 이같이 환자의 컴퓨터에 의료진의 컴퓨터를 직접 연결할 경우에는 컴퓨터 바이러스가 침입하기 쉽겠지요.

의료진이 직접 연결을 정말로 지원하고 싶다면, 가장 안전한 방법은 병원 내에 환자의 것과 연결할 수 있는 컴퓨터를 별도로 마련하는 것입니다. 이는 인터넷을 통해 정보를 직접 공유하는 것보다 안전하며, 환자의 컴퓨터로부터 우연히 바이러스가 퍼지는 것도 방지할 수 있습니다.

개인건강기록 소프트웨어

향후 10년 이내에 대부분의 의료진은 자신의 환자와 함께 개인건강기록을 이용하게 될 것입니다. 환자와 의료진은 모두 다른 경로를 통해서 이 방법에 도달하게 되겠지요.

우선은 의료진을 온라인으로 초대해서 같이 협조하자고 요청하는 환자들이 초기 사용자들이 될 것입니다. 이들은 환자 주도형 개인건강기록을 효과적으로 활용하는 사람들인데, 이런 경우 대부분의 의료진에게 필요한 것은 오직 환자가 선택한 개인건강기록 웹사이트를 이용하기 위한 웹브라우저뿐입니다. 몇몇 환자 주도형 개인건강기록 도구들은 의료진에게 특별한 소프트웨어를 설치하기를 요구하겠지만, 대부분의 경우 의료진은 이를 거절하는 것이 좋습니다. 극소수의 환자를 위해 너무 많은 시간을 요구하기 때문이지요.

그러나 웹 기반의 환자 주도형 개인건강기록 소프트웨어는 받아들일 가치가 충분합니다. 이는 자신의 건강 상태를 향상시키기 위해 진정으로 노력하는 환자들을 도울 수 있는 좋은 방법일 뿐 아니라, 개인건강기록 기술을 이해할 수 있는 가장 손쉬운 방법입니다. 환자는 의료진에게 이 소프트웨어를 이용하는 법에 대해 기꺼이 설명해줄 것이며, 대부분의 경우 웹 기반의 개인건강기록은 빠르게 정보를 전달하여 시간을 절약할 수 있도록 디자인되어 있습니다. 일단 이러한 소프트웨어 사용법을 배우게 되었다면, 이후에는 자신이 소속된 병원에 의료진 주도형 개인건강기록의 사용을 제안할 수 있을 것입니다. 장기적인 관점에서는 의료진 주도형 개인건강기록이 주된 흐름으로 받아들여질 것이므로 이는 매우 중요합니다. 의료진은 개인건강기록을 유용하게 만드는 많은 데이터를 보유하고 있을 뿐 아니라, 의료진이 이를 이용하지 않는다면 대부분의 환자들 역시 이용하지 않을 것이기 때문이지요.

의료진에게는 세 가지 타입의 소프트웨어가 필요합니다. 먼저 일상적인 진료를 위해 전자건강기록(Electronic Health Record: EHR)이 필요합니다. 의료진이 컴퓨터에 임상 데이터를 입력하지 않는다면, 환자의 개인건강기록에서 공유할 것은 아무것도 없습니다. 그러므로 의료진이 좋은 전자건강기록 시스템을 갖추고 이를 잘 활용하는 것이 매우 중요합니다. 관련 도서 중 하나인 『올바른 전자건강기록 선택법(*Finding the right EHR*)』은 시작하는 의료진에게 훌륭한 가이드 역할을 해줄 것입니다(Gasch and Gasch 2010).

둘째로 전자건강기록 데이터를 병원 밖에서도, 즉 환자들도 사용할 수 있도록 만드는 환자 포털이 필요합니다. 환자 포털을 추가로 제공하는 개발회사들이 점점 증가하고 있습니다. 전자건강기록 개발회사를 선정할 때, 그들이 환자 포털을 지원하는지 혹은 가까운 미래에 지원할 계획이 있는지를 확인하십시오. 아직까지는 환자 포털이 흔하지 않지만, 현재의 전자건강기록에만 매달려 있는 동안 경쟁자는 이 기능을 먼저 추가할 것이라는 걸 잊지 마십시오. 이 기능이 있는 환자 포털로 전환하는 것보다는 환자 포털을 같이 제공하는 개발회사를 선택하는 것이 더욱 용이하므로 기존에 계약되어 있는 개발회사에 적절한 도구를 요구하십시오.

셋째로 환자의 개인건강기록에 접근하는 방법입니다. 이것은 어려운 작업이며 컴퓨터 전문가가 필요합니다. 환자 포털이 지원해야만 하는 데이터 표준인 CCR을 이용해서 데이터를 전송할 수 있도록 요청하십시오. 미국에서 이를 지원해 주는 가장 대표적인 개인건강기록 플랫폼은 Microsoft의 HealthVault와 Google의 Google Health입니다(역자주 — Google Health는 기대한 만큼의 대규모 사용자 집단을 얻지 못하면서 2012년 1월 1일자로 공식적 서비스를 중단하였음). 부록에 HealthVault에 대한 더 자세한 정보가 있습니다. 예를 들어 Mayo Clinic은 Microsoft의 HealthVault와 통합하였고, Cleveland Clinic은 Google Health와 통합하였습니다. Microsoft와 Google 모두 CCR을 이용해서 데이터 전환을 지원하고 있기 때문에, 이를 이용한다면 일은 훨씬 수월해질 것입니다.

전자건강기록에서 개인건강기록으로 바로 전환할 수 있는 또 다른 방법이 있습니다. 그것은 바로 Patients Know Best 같은 개인건강기록 서비스를 활용하는 것입니다. 이 서비스의 환자 포털은 대부분의 전자건강기록 소프트웨어에 접속할 수 있으며, 독자적인 개인건강기록의 기능도 가지고 있습니다.

환자들로부터 데이터 수집하기

환자들은 의료진이 그들에게 줄 수 있는 것보다 더 많은 데이터를 의료진에게 줄 수 있습니다. 혈당 측정기, 최대 호기량 측정기(peak flow meter), 산소포화도 측정기(oximeter), 24시간 ECG 기록기와 같이 컴퓨터 칩이 내장된 의료기기들이 점점 더 많아지고 있으며, 이들이 디지털화된다면 의료진이 사용하는 컴퓨터와 같은 여러 의료장비와 데이터를 공유할 수 있게 됩니다.

비결은 Continua(역자주 — 비영리 개방형을 추구하는 의료첨단기술회사 연합회)에서 개발한 데이터 표준(Continua data standard)에 있습니다(www.continuaalliance.org). 이 표준은 원래 Intel사에 의해 만들어진 표준인데 현재 Bayer, GE, Kaiser Permanente, Partners Healthcare와 같은 많은 기업들이 도입하고 있으며, 순수한 미국 표준이 아니기 때문에 영국의 국민건강보험(NHS)과 스페인의 Clinic Barcelona 역시 회원 중 하나입니다. 가장 흥미로운 것은 미래에 Nokia, Panasonic, 삼성을 포함한 소비자 브랜드들이 얼마나 여기에 많이 참여하게 될 것인가 하는 것입니다.

지금까지는 극소수의 의료기기만이 개인건강기록으로 데이터를 직접 전송할 수 있었습니다. Omron Healthcare(www.omronhealthcare.com)가 Microsoft의 HealthVault로 데이터를 직접 전송하는 만보계와 혈당 모니터기를 만들어낸 것처럼요.

그러나 5년 후에는 이런 기능을 가진 의료기기들이 시장에 대거 등장할 것입니다. 만약 병원이 환자들을 위해 의료기기를 대량 구매한다면 구입위원회가 이를 선택하는 데 있어 표준의 중요성을 얼마나 알고 있는지 확인해 보십시오. 환자가 직접 의료기기를 구입할 때에도 그들이 Continua의 로고를 확인하고 호환성 있는 제품인지의 여부를 검토하는지 확인해볼 필요가 있습니다. 다음번에 회사의 제품에 대해 의료진에게 설명하기 위하여 판매사원이 병원을 방문한다면, 환자와 함께하는 데 있어 표준이 얼마나 중요한지를 그들에게 말해 주십시오.

권역별 데이터 네트워크

전 세계의 많은 정부들이 병원 간에 진료정보를 전자적으로 공유시키려고 노력하고 있습니다. 진료정보를 공유하는 것은 시간과 돈을 절약하고 생명을 살리는 데 중요하기 때문에 안전한 진료에 필수적입니다. 전자적인 공유는 종이를 이용한 공유보다 더 빠르고 저렴하며 더 정확합니다. 그러므로 이러한 국가적 노력은 칭찬받을 만하지요.

미국의 권역별 건강정보기관(Regional Health Information Organization: RHIO)들은 데이터 공유를 위한 지역별 조직입니다. 지리적으로 가까운 거리에 있는 병원들은 RHIO하에서 진료정보교류(Health Information Exchange: HIE)를 위해 협조하고 있습니다. 진료정보교류란 지역 내에 있는 모든 회원기관 간에 자유롭게 데이터를 이동하는 것이며, 궁극적으로 다른 RHIO 간에도 데이터가 이동할 수 있게 하는 것입니다. 영국에서는 국민건강보험이 미국의 진료정보교류와 유사하게 다섯 개의 그룹으로 나누었는데, 이들 각각이 국가 네트워크인 NHS Spine 하나를 통해 데이터를 공유합니다.

그러나 대부분의 나라에서 초기의 시도는 그 원대한 목표를 달성하지 못하고 실패하고 말았습니다. 그 이유는 포부를 달성하기 위한 계획이 충분하지 못했기 때문이지만, 중앙집중적인 접근 방식 때문이기도 합니다. 진료는 좋든 나쁘든 여러 병원에서 이루어질 수밖에 없으며, 데이터가 한곳에 집중되기는 어렵습니다. 게다가 수많은 프라이버시 쟁점들이 부각되기 때문에 이를 보완하기 위하여 프라이버시 보호를 위한 장벽은 더욱더 높아지고 비용도 올라가게 됩니다. 더군다나 사보험제도하에 있는 미국과 같은 나라는 같은 지역 내에 있는 병원들이 서로 경쟁관계에 있기 때문에 데이터를 공유한다는 것은 거의 불가능합니다.

이 모든 이유로 미루어봤을 때 데이터를 공유하는 데는 개인건강기록이 최적의 해결책입니다. 환자 개인에게 자신의 데이터를 주는 것은 모든 환자의 데이터를 하나의 중앙 시스템에 저장해두는 것보다는 덜 위험해 보이며, 수많은 프라이버시 논란도 피할 수 있습니다. 즉 경쟁자와의 데이터 교류가 아닌 소비자와의 데이터 교류를 의미하는 것이지요.

IT 부서 외부 위탁

이제 이 모든 국가적 차원의 막대한 노력들을 알게 되셨을 것입니다. 소규모 의료기관의 작은 팀으로는 무엇을 할 수 있을까요? 제가 드리고 싶은 조언은, 가능하다면 IT 부서를 외부에 위탁 운영해야 한다는 것입니다. 이미 의료정보시스템의 개발과 자료의 저장뿐 아니라 약품, 기기의 관리와 운송을 외부업체에 위탁하고 있기 때문에, 정보기술의 요구를 충족시키는 데도 동일한 방법을 도입할 수 있습니다. 이는 단지 돈을 절약하는 데에만 그치는 것이 아니라, 품질을 높이는 데에도 기여합니다. 병원의 IT 부서는 최고의 기술 제공자를 선택하고 계약 내용을 관리하는 데 집중해야 합니다. 약사가 최고의 약품을 선택하고 제약회사를 관리하는 것처럼요.

이 방법을 채택하면 많은 이점이 있습니다. 가장 분명한 것은 전문성입니다. 예를 들어 병원의 IT 팀은 단 하나의 환자 포털을 만들 수 있을 것입니다만, 그 대신에 포털을 만들고 관리해줄 외부업체를 이용한다면 그 업체의 직원들은 병원 IT 부서의 직원들보다 훨씬 더 많은 경험을 가지고 있을 것입니다. 환자의 데이터를 안전하게 보관하는 그들의 전문적인 지식과 기술은 병원 내부의 팀보다 더 뛰어날 것입니다.

또한 전문화는 규모의 경제성을 이루는 데 도움을 줍니다. 중앙집중식 컴퓨터 기반시설을 10개의 병원에 제공하는 것이 각 병원에서 독자적인 데이터센터를 만드는 것보다 병원의 입장에서 더 경제적입니다. 병원 내에 자체 발전기를 두는 것보다 지역의 발전소로부터 전력을 공급받는 것이 더 저렴한 것과 동일한 규모의 경제성 논리가 적용되는 것이지요(Carr 2008).

더욱 미묘한 이유는 재정적인 측면에 있습니다. 진료가 주목적인 병원이 정보기술에 많은 투자를 한다면 그들의 예산은 여러 가지 구매를 위해 증가되어야 할 것입니다. 그러나 예산은 이를 따라가지 못할 것이며(HIMSS Analytics 2008), 이는 병원의 IT 부서가 더 많은 하드웨어, 소프트웨어, 데이터를 충분히 지원하기 위해 고군분투해야 한다는 뜻이지요. 외부업체에 위탁한다면 그 대신 비용을 검토하고, 이익을 계산하며, 더 많은 가치를 제공할 수 있는 다른 업체로 바꾸는 과정이 더 용이해집니다.

가장 중요한 것은, 외부업체와 함께 일하는 것이 최고의 진료에 가까워진다는 것을 의미한다는 데 있습니다. 독자적 전문가로서 이 업체들은 다른 의료기관의 시스템을 개발했던 그들의 경험을 바탕으로 최고의 업무 능력을 소프트웨어 개발에 투입할 것이기 때문입니다. 이 책에 소개된 Patients Know Best의 사례와 같이 환자와 함께 온라인에서 협조하는 최고의 진료 방법들이 소프트웨어에 모두 녹아 들어가 있는 것을 볼 수 있습니다.

지난 몇 년은 외부업체를 선정하는 데 있어 황금기였습니다. 예를 들어, 2009년 초반에는 Dell, Walmart, eClinicalWorks가 전자건강기록 시스템을 낮은 가격으로 공급하려고 노력하였으며 이를 아직까지도 지속하고 있습니다(www.dell.com/emr). American Well(www.americanwell.com), Hello Health(www.hellohealth.com), Patients Know Best, 이 모두가 온라인 상담을 위한 소프트웨어를 제공하고 관리합니다.

그러나 이를 풀어 주는 핵심은 데이터에 있습니다. 환자를 위한 데이터를 만드는 것은 의료진이 환자를 위해 할 수 있는 가장 가치 있는 일 중의 하나입니다. IT 개발업체가 아니라 바로 의료진이 이러한 데이터를 관리해야 합니다. 관리를 위해 데이터를 물리적으로 병원 건물 안에 보관할 필요는 없습니다. 사실 오늘날의 대부분의 병원은 병원정보시스템 개발업체의 도움 없이는 병원 건물 안에 있는 정보시스템으로부터 다른 정보시스템으로 데이터를 옮기지도 못합니다. 이러한 경우 IT 개발업체가 데이터를 관리하는 것이 되는데, 이는 데이터가 아무리 병원 건물 안에 있고, 컴퓨터가 병원의 소유인 것도 아무 소용이 없다는 뜻입니다.

오히려 원한다면 경쟁자에게까지라도 의료진이 직접 데이터를 보내줄 수 있어야만 합니다. 이는 필요한 경우 다른 최고의 IT 개발업체로 계약을 변경할 수 있는 자유를 줄 뿐 아니라, 그들로 하여금 현재의 계약관계를 잃지 않도록 최선을 다하게 만듭니다.

Patients Know Best는 프로그래밍 코드를 누구든지 이용할 수 있게 해서, 어떠한 전자건강기록에라도 환자의 데이터를 저장할 수 있도록 보장하는 사례입니다. 이러한 투명성은 어떠한 데이터도 다른 곳으로 옮길 수 있고, 전자건강기록과 환자 포털, 다른 회사의 개인건강기록에서도 이용할 수 있음을 의미합니다. IT 개발업체가 이러한 투명성을 보장하지 못한다면, 최소한 모든 환자의 데이터를 CCR 형식으로 개발해 달라고 강력하게 주장해야 합니다. 또한 병원이 다른 개발업체로 바꾸는 경우에도 현재의 개발업체가 데이터의 전송 과정을 도울 의무가 있음을 계약서에 구체적으로 명시해야만 합니다.

왜냐하면 다른 개발업체로 바꾸면서 시스템이 개선되는 것은 아주 멋진 일이기 때문이지요. 전통적으로 의료산업은 다른 산업보다 정보기술에 투자를 하지 않았습니다(Gartner 2009). 그러나 이는 기술에 대한 관심이 부족했기 때문이 아니라, 오히려 의료의 독특하고 복잡한 문제들을 정보기술이 해결하는 데 시간이 오래 걸렸기 때문입니다. 이제 이용 가능한 많은 제품들이 시장에 나와 있으니 의료진은 그저 최고의 진료를 위해 최고의 제품을 선택하면 됩니다. 그러면 환자들은 이에 대해 고마워할 것입니다.

요약

- 정보기술은 의료진이 진료 수준을 향상시키기 위해 이미 받아들이고 있는 많은 기술 중 하나입니다.
- 정보기술의 네 가지 구성 요소는 데이터, 하드웨어, 소프트웨어, 네트워크입니다.
- 개인건강기록 데이터 형식은 CCR을 따르고 있으며 Google, Microsoft, Patients Know Best, CVS, Walgreens 등도 이를 적용하고 있습니다.
- 개인건강기록 하드웨어는 대부분의 경우 의료진과 환자가 이미 가지고 있는 하드웨어로 충분합니다.
- 그러나 의료진의 하드웨어를 환자의 것과 연결하기 위해서는 Google, Microsoft, Patients Know Best 등이 제공하는 강력한 플랫폼을 이용해야 합니다.
- 개인건강기록 소프트웨어는 웹 기반의 것을 이용했을 때 가장 쉽고 강력합니다.
- 의료기기들은 Continua의 표준을 이용하여 점점 더 개인건강기록과 호환 가능해지고 있습니다.
- 지역의 데이터 네트워크들은 유망하기는 하지만 아직은 실망스러운 수준입니다.
- 병원의 IT 팀은 독자적인 정보기술을 개발하기 위해 노력하기보다는 최고의 개발업체를 선정하는 데 더 관심을 기울여야 합니다.

References

Carr, N., 2008. The big switch. W.W. Norton & Co. Available at: www.nicholasgcarr.com/bigswitch [Accessed July 27, 2010].

Gartner, 2009. *Forecast: Industry Market Strategies by Vertical Industry, Worldwide, 2006–2012, 1Q09 Update*. Stamford: Gartner.

Gasch, A. and Gasch, B., 2010. *Finding the Right EHR: Your Guide to Electronic Health Records Success*. Oxford: Wiley-Blackwell.

HIMSS Analytics, 2008. *2008 Annual Report for the US Hospital Market*. Chicago: Healthcare Information and Management Systems Society.

Chapter 8

법적 문제

만약 의사가 수술 중 수술칼로 크게 절개하여 환자를 죽이게 되거나, 종양 부위를 열다가 안구를 잘라내게 되면, 그 의사의 팔도 자를 것이다.

함무라비 법전(Codex Hammurabi) 218, 기원전 1790

고대 바빌론(King 1910)

법은 사람을 자유롭게 만드는 구속입니다. 법은 사람들이 서로 신뢰할 수 있도록 도와줍니다. 잠시 시간을 두고 수술이 얼마나 놀라운 것인지를 생각해 보십시오. 수술 후에 회복하는 환자를 보면 의료의 수준이 얼마나 발전했는지를 알 수 있습니다. 수술 덕분에 살아나는 환자는 수술 팀의 기술 수준을 입증해 줍니다.

그러나 저는 아직도 수술에 임하는 환자들의 의지에 경의를 표합니다. 환자들은 수술실에 들어오고, 마취 상태에 빠지는 것에 동의하며, 의사가 칼로 자신의 신체 일부분을 자를 것을 충분히 알고 있습니다. 이것을 가능하게 하는 것은 의사와 환자 상호 간의 신뢰이며, 인류는 의사와 환자 사이에 이러한 신뢰를 쌓을 수 있는 지구 상의 유일한 종일 것입니다.

법은 신뢰를 쌓는 데 있어 아주 중요합니다. 의과대학에서 공부하고 시험을 통과한 사람만이 의사로서 일할 수 있습니다. 의사가 직무에 태만했다면, 그들은 환자에게 보상해 주어야 합니다. 그리고 만약 윤리적이지 못하다면 그들은 의사 면허를 잃게 될 것입니다. 이러한 감독과 균형이 환자가 의사를 신뢰할 수 있게 해 주며, 비슷한 법들이 환자를 진료하는 모든 의료진의 업무를 좌우합니다.

환자들은 자신의 데이터를 소유하고 있거나 곧 소유하게 될 것입니다

앞으로는 일반적으로 데이터의 소유권자는 환자이며, 의료진은 단지 그들의 데이터를 보관하는 사람이라고 생각해야 합니다.

이러한 법이 전체적으로 받아들여지는 국가는 소수이지만, 이것은 도덕적으로 마땅한 것이며 유권자의 수는 의료진보다는 환자가 더 많습니다. 그러므로 전 세계의 민주주의 국가의 입법부에서는 이러한 경향을 받아들이고 있습니다. 게다가 이러한 생각은 환자친화적이기 때문에 이것을 일찍이 받아들이는 것은 미래에 환자들로 하여금 의료진이 그들의 데이터를 잘못 이용했다거나, 사생활을 침해했다고 생각할 가능성을 줄여줄 것입니다.

유럽

유럽 국가들의 법은 이러한 경향을 더욱 구체화하였습니다. 유럽의 정보위원회의 데이터 보호법(Data Protection Act by Information Commissioner's Office 2008)은 이해하기는 용이하지만 따르기는 쉽지 않습니다. 몇 가지 예외 사항을 제외하면, 이러한 법에서는 개인식별이 가능한 모든 데이터는 다음을 지키도록 요구하고 있습니다.

- 공정하고 법적으로 근거 있게 처리할 것
- 특정한 목적에 따라서만 처리할 것
- 적절하고 적당해야 하지만 과하지 말아야 할 것
- 정확하고 최신 자료일 것
- 필요 이상으로 오래 보존하지 말 것
- 소유자의 권리 선상에서 처리할 것
- 안전할 것
- 적절한 보호책 없이 다른 나라로 전송하지 말 것

이를 준수하기 위해서는 환자 포털을 이용하기보다 개인건강기록(Personal Health Record: PHR)을 이용하는 것이 더욱 용이합니다. 데이터의 공유와 관리의 책임이 병원보다는 환자에게 있기 때문이지요. 예를 들어, 환자가 의료진에게 자신의 개인건강기록에 접속하여 이용하라고 요청하는 경우는 위의 "특정한 목적에 따라서만 처리할 것"이라는 용도를 입증하기 쉬울 것입니다. 환자는 이러한 제약에 대해서 권한이 있기 때문이지요.

대조적으로 의료진이 병원이 운영하는 환자 포털을 이용하라고 환자에게 요청한다면, 이는 병원의 권한 아래에 있게 되고 병원이 책임을 지게 됩니다. 병원이 권한을 가지고 있다면 데이터를 공유할 때마다 환자의 동의를 받아야 하는 무거운 책임이 따르게 될 것입니다.

이러한 법적인 틀은 의료진이 권한을 덜 가질수록 더 많은 것을 할 수 있다는 것을 의미합니다. 그러므로 환자에게 데이터에 대한 실질적인 권한을 주도록 하십시오.

미국

미국의 법은 조금 더 복잡한데, 이는 연방정부의 법이 주마다 달리 적용되기 때문입니다. 의료 분야에서는 "건강보험 양도 및 책임에 관한 법(Health Insurance Portability and Accountability Act: HIPAA. 역자주 — 전자건강기록에 대한 개인정보보호를 규정하는 법안)"이 "보호해야 할 건강정보(Protected Health Information: PHI)"의 공개를 규제하고 있는데, 구체적으로 말하면 환자와 관련된 데이터의 병원 간 이동에 관한 것을 의미합니다. 폭넓은 의미에서 HIPAA는 임상 데이터를 환자의 지적 재산이라 간주하고, 의료진의 기록물을 직무상 발생된 저작물로 간주합니다. 그러므로 의료진이 물리적으로 종이기록을 소유하고 기록물들로 캐비닛을 채우고 있다고 해도, 캐비닛 안에 들어 있는 종이에 적혀 있는 임상 데이터는 환자의 자산이라는 것이지요.

여기에 중요하지만, 일시적인 두 가지 예외가 있습니다. 예를 들어, HIPAA의 사생활보호 원칙(Privacy Rule)은 검진 결과를 특수한 경우로 간주합니다. 반면에 메디케어와 메디케이드 서비스센터(Centers for Medicare and Medicaid Services. 역자주 — 미국의 대규모 공공의료보험 중의 하나)의 규정은 검진 결과가 오직 "자격이 있는 사람", 즉 의료진 등 적법한 면허소유자에게만 전달될 수 있다고 명시하고 있습니다. 현재의 정의는 검진의 주체인 환자를 포함하고 있지 않은데, 환자권익 옹호단체의 캠페인 활동에 가속도가 붙은 최근의 추세로 미루어볼 때 이 정의는 곧 달라질 것으로 보입니다(HealthDataRights.org 2009).

제가 이 글을 쓸 때에 두 번째 예외는 막 끝났습니다. 2010년부터 HIPAA 규정은 개인건강기록 개발업체들에도 적용되기 시작했습니다. 이것은 2008년 Google과 Microsoft가 개인건강기록 서비스를 처음 출시했을 때의 경우를 말하는 것이 아니라, 2009년 미국 경기회복 및 재투자법(American Recovery and Reinvestment Act: ARRA. 역자주 — 미국의 심각한 경기침체와 실업문제를 해소하기 위하여 2009년 Obama 대통령이 서명한 고용창출과 경기회복을 위한 법안. www.recovery.gov)이 HIPAA의 누락사항을 수정했던 때를 말하는 것입니다.

유럽의 경우처럼 이러한 법은 환자 포털보다는 개인건강기록이 더 사용하기 쉽다는 것을 의미합니다. 병원이 PHI 데이터를 환자가 선택한 PHR을 통해 환자에게 "공개"하자마자, 의료진은 더 이상 개인건강기록에 있는 데이터에 책임을 갖지 않게 됩니다. 개인건강기록 개발업체는 그들의 제품이 환자의 지시에만 따를 것이며 데이터센터를 해킹당하는 일은 없을 것이라고 명시할 책임이 있습니다만, 병원은 그렇지 않습니다. 대조적으로 환자 포털은 병원이 책임을 가지고 있습니다.

책임이란 위반 사항이 발생했을 때 통보하는 것까지 포함하고 있으며(www.ftc.gov/healthbreach), 미연방거래위원회(Federal Trade Commission: FTC)에 의해 규제를 받고 있습니다. 보안 수칙을 위반한 병원은 다음의 지시를 따라야만 합니다.

- 정보를 침해당한 모든 사람에게 통보할 것
- 그 숫자가 많은 경우, 언론에 통보할 것
- 미연방거래위원회에 통보할 것

미연방거래위원회 규정의 세부 사항에 대한 심도 있는 논의를 살펴보기 위해 Marc Lombardi 법률회사의 건강 분야 전문가인 Brown Rudnick과의 팟캐스트 인터뷰를 들어볼 만합니다(Lombardi 2009). 이러한 규정은 환자에 대한 책임 역시도 포함하고 있으니까요.

권리는 책임을 의미합니다

스파이더맨의 말을 조금 바꿔서 인용해 본다면, "많은 권리는 많은 책임을 수반합니다." 그러므로 환자들이 자신의 데이터를 요구하는 경우에는 그들 역시 데이터가 안전하게 관리되고 있는지 확인할 책임 또한 있는 것이지요. 환자들은 개인건강기록 서비스 업체를 현명하게 선택해야 할 것입니다.

이것을 돕기 위해서 유럽 연합의 데이터 보호법(Data Protection Act)과 미연방거래위원회는 "적절한 동의"라는 사안에 정확하게 명시적으로 문제를 제기하고 있습니다. 예를 들어, HIPAA는 환자에게 중요한 권리들을 보장해 주고 있지만, 수많은 동의서는 환자에게 이러한 권리들을 포기하라고 말하고 있는 것이지요.

그러나 개인건강기록에 대해서 미연방거래위원회는 "사생활보호정책이 소비자 데이터의 광범위한 배포를 의미하는 숨겨진 공개(buried disclosure)까지 포함하는 것이라면, 환자들이 이러한 배포를 승인했다고는 말할 수 없습니다. 미연방거래위원회는 그보다는 개인의 합리적인 기대에 대해 이야기하는 것입니다."라고 언급하고 있습니다(Federal Trade Commission 2009).

물론 단순히 유럽 연합이나 미연방거래위원회가 이를 따르도록 요구하고, 이를 지키지 않을 때는 처벌할 것이라고 정했기 때문에 환자가 전혀 해를 입지 않을 것이라고 말할 수는 없습니다. 일부 개인건강기록 개발업체들은 그러한 능력 자체가 없을 것이며, 또 다른 일부는 악의가 있을 수도 있고, 어찌 되었건 이는 이제 막 열리기 시작한 시장입니다. 불가피하게 몇몇 업체들은 규제기관이 그들의 발목을 잡을 때까지 해를 끼칠 수도 있을 것입니다.

그렇기 때문에 환자들은 여전히 개인건강기록 서비스 업체 선택에 신중해야 합니다. http://wiki.patientsknowbest.com/PHR_vendors에 있는 체크리스트를 환자에게 가르쳐 주는 것이 도움이 될 것입니다. 체크리스트는 환자에게 업체의 담당 팀에 대해 물어보도록 가르쳐줄 것이며, 보안과 관련된 그들의 불만이나, 이러한 불만을 지원해줄 정책에 대하여 가르쳐줄 것입니다. 아무것도 안전하다고 보장해줄 수는 없습니다만, 약간의 노력을 기울인다면 사용해볼 만한 좋은 업체를 구별해줄 것입니다. 그러면 의료진은 환자와 함께 많은 일을 해낼 수 있겠지요.

요약

- 의료는 환자와 의료진 사이에 신뢰를 기반으로 형성됩니다.
- 의료법과 규제는 신뢰를 쌓는 데 도움을 주었으며, 자신의 데이터에 대한 환자들의 소유권 역시도 강화시켜 주었습니다.
- 유럽 연합의 데이터 보호법(Data Protection Acts)과 미국의 건강보험 양도 및 책임에 관한 법(Health Insurance Portability and Accountability Act)은 모두 환자에 관한 데이터는 환자에게 소유권이 있다고 언급하고 있습니다.
- 데이터의 권한을 환자에게 넘겨줌으로써 의료진은 안전한 진료를 위해 더욱 간편하고 윤리적인 방법으로 다른 의료진과 데이터를 공유할 수 있습니다.
- 환자의 권리는 환자의 책임과 함께합니다. 환자가 선택했다면 그들은 선택의 결과에도 역시 책임을 져야 합니다.

References

Federal Trade Commission, 2009. 16 CFR Part 318 Health Breach Notification Rule: final rule. [Online] (Created August 25, 2009) Available at: http://edocket.access.gpo.gov/2009/pdf/E9-20142.pdf [Accessed October 27, 2009].

HealthDataRights.org, 2009. Consensus letter to the Office of Civil Rights and the Centers for Medicare and Medicaid Services on the need for expanding the rights of individuals to access their test results. [Online] (Created October 20, 2009) Available at: http://www.healthdatarights.org/pdfs/CLIA-Letter.pdf [Accessed October 21, 2009].

Information Commissioner's Office, 2008. Data Protection Act (DPA)—the basics. [Online] (Created June 17, 2008) Available at: http://www.ico.gov.uk/what_we_cover/data_protection/the_basics.aspx [Accessed October 27, 2009].

King, L., 1910. Translation of Codex Hammurabi. [Online] (Updated June 6, 1999) Available at: http://www.wsu.edu/~dee/MESO/CODE.HTM [Accessed October 26, 2009].

Lombardi, M., 2009. Podcast interview with Marc Lombardi about PHR legislation. [Online] (Created October 14, 2009) Available at: http://podcast.patientsknowbest.com [Accessed October 30, 2009].

Chapter 9

재정적 문제

영어에서 아홉 단어로 이루어진 가장 끔찍한 문구는 "저는 공무원으로서 당신을 도와드리려고 여기에 있습니다(I'm from the government and I'm here to help)"랍니다.

Ronald Reagan

미국 대다수의 의료진은 비록 아직까지 전자건강기록(Electronic Health Record: EHR)을 이용하지 않고 있더라도 그들을 도와주려고 하는 정부가 있습니다. 연구비 지원, 세금 감면, 경제 활성화 기금, 데이터 수집에 대한 보너스 등이 있으니까요. 그러나 병원의 예산, 사보험회사, 환자들로부터 직접 받는 진료비 등 여러 곳에서 또한 자금을 지원받을 수 있습니다. 자금의 출처가 어디든 간에 의료진은 지불상환, 즉 보상에 대해 잘 생각해야 합니다.

서비스에 대한 지불 요청

의료진은 환자를 온라인에서 돌보는 것에 대해서 돈을 지불받아야만 하며, 이 요청에 대해 쑥스러워할 필요가 전혀 없습니다. 왜냐하면, 우선 이는 당연한 일이기 때문입니다. 의료진이 환자를 도와주었다면, 환자를 진료했을 때 그랬듯이 이 일에 대해서도 돈을 받을 필요가 있습니다. 둘째로, 돈을 받지 않는 한 지불을 받으면서 하던 일을 그만 두었을 때 수입의 감소를 각오해야 할 것입니다. 셋째로, 이 새로운 업무로부터 수입을 창출하는 것은 의료진이 새로운 것에 투자할 수 있음을 의미합니다.

그리고 마지막으로, 환자는 돈을 지불하기 때문에 의료진에게 책임을 지게 할 수 있습니다. 이것은 환자들에게 제공하는 서비스의 품질을 향상시키고, 더 많은 사람들이 그 서비스를 원하게 만드는 중요한 요인입니다. 환자가 진료에 대하여 좋은 경험을 할 수 있고, 비용이 절감되며, 서비스의 품질이 향상된 것을 입증할 수 없다면, 이 일은 그만두어야 하겠지요. 진료 서비스를 개선시킬 수 있는 수많은 다른 방법들이 있으니 그것에 시간을 쏟는 것이 더 좋을 것입니다. 그러나 돈을 지불할 환자들에게 그만한 가치를 돌려준다면 그들은 의료진에게 돈을 지불할 필요성을 느끼게 될 것입니다.

초기부터 돈을 지불하라고 요청하십시오. 대부분의 경우, 처음에 이 요청은 거절당할 수도 있습니다. 그러나 의료진이 먼저 이를 요청하지 않는다면 절대로 돈을 받을 수 없을 것입니다.

봉직 의사들 미국에서는 Community Health Network(www.ecommunity.com), Department of Veterans Affairs (www.myhealth.va.gov), 그리고 Kaiser Permanente와 같은 대규모 의료기관 및 보험회사가 선구적인 시스템을 도입하였습니다. 왜냐하면 특히 봉직 의사들을 고용하고 있는 경우에 첨단기술을 사용해서 동일한 숫자의 의료진으로 더 많은 환자들을 진료함으로써 생산성의 혜택을 볼 수 있기 때문입니다.

일부 의료기관들은 새로운 기술을 실제로 도입하는 단계에서 의료진을 격려하기 위해 일정 금액의 성과급을 내걸기 시작했습니다. 이 시도에 대해서 처음에 봉직 의사들은 월급의 인상 없이 더 많은 일을 하기 위해 근무시간만 늘게 되는 것은 아닐까 우려를 했지만, 초기의 시도 결과는 이런 걱정들이 근거가 없음을 보여주었습니다.

특히 Kaiser Permanente는 이러한 선구적인 시도의 성공 여부를 측정하고 그 결과를 매우 적극적으로 알렸습니다. 환자들과의 면대면 상담을 전화나 온라인 상담으로 전환한 Kaiser의 사례를 실은 Health Affairs의 3월호는 한번 읽어볼 만합니다.

영국에서는 국민건강보험(NHS)의 의료진들로 하여금 환자에 대한 전체적인 진료 서비스의 일환으로 전화나 온라인 상담을 포함시킬 것을 기대하는 것이 시장의 추세입니다. Patients Know Best(www.patientsknowbest.com)의 고객들은 이미 중증 환자들이 병원을 오고 가는 교통불편을 최소화할 수 있는 소프트웨어를 사용하고 있습니다.

영국의 가장 큰 보험회사인 Bupa와 가장 큰 아동병원인 Great Ormond Street Hospital은 기관 간에 진료정보를 공유하면서 발생하는 비용을 줄이기 위해서 Patients Know Best의 개인건강기록을 사용하고 있습니다. 환자에게 진료정보를 주고, 환자들로 하여금 직접 다른 의료기관과 진료정보를 공유하도록 하는 것이 의료기관 간에 진료정보를 전송하면서 발생하는 비용보다 저렴하기 때문이지요. 질병이 복잡해질수록 비용의 절감은 더욱 커집니다.

의료기관에 대한 또 다른 재정적 이득도 있습니다. 예를 들어, 면대면 상담에서 발생하는 간접비용을 생각해 보십시오. 주차장 등 시설의 마모라든가, 주차 요원과 행정직원들의 봉급이나 조명, 난방, 수도에서 발생하는 시설비용까지요. 온라인으로 결과를 받아보는 환자의 경우 의료진이나 행정직원의 시간을 덜 빼앗을 것이고, 이러한 비용의 절감은 IT 장비에 드는 간접비용을 상쇄시키고도 남을 것입니다.

또 다른 이득으로는 방문하는 환자, 즉 고객의 유지입니다. 한 경영진이 발표한 데이터에 따르면, 면담을 위해 보안이 확실한 메시지 시스템을 이용할 수만 있다면 환자가 다른 병원으로 가버릴 가능성이 80%가량 낮아진다고 합니다.

행위별수가제에서 진료비 산정

업무효율과 고객 유지 차원에서 본다면 온라인 상담에 대해서는 행위별수가제(Fee for Service)를 적용해야 합니다. 예를 들어, CIGNA와 Aetna(역자주 — 미국의 건강보험회사들)는 그들과 계약관계에 있는 모든 의사들에게 RelayHealth 플랫폼(www.relayhealth.com)을 이용하도록 장려하고 있습니다. CIGNA는 의사들에게 한 번의 면대면 상담에 대하여 75달러를 주는 반면, 한 번의 온라인 상담에 대해서는 25달러를 지급합니다. 어떤 의사들은 온라인 상담 때마다 많게는 35달러까지 받는 경우도 있습니다. CIGNA는 의사들에게 RelayHealth의 첫 석 달 이용요금을 내주면서까지 가입을 권장하고 있습니다.

영국의 국민건강보험도 역시 이러한 방향으로 나아가고 있습니다. 예를 들면, 2008년의 세금(Health Resource Groups 4)을 보면 전화 상담 세금이 도입된 것을 볼 수 있습니다. 인터넷 상담에도 또한 세금이 붙을 것이라고 많이들 예상하고 있지요.

건강보험 수가가 온라인 상담에 대한 상환을 해 주지 않는다면, 향후 지속적으로 이러한 것이 반영되도록 설득하는 활동이 필요합니다. 모든 새로운 시도의 초기에는 일반적으로 의료보험회사의 대표와 의료기관의 경영진이 의료보험 지불체계와 그에 상응하는 진료 서비스에 대하여 합의하는 과정을 거칩니다. 이해당사자의 수가 적으면 이는 수월하게 이루어질 수 있습니다. 예를 들어, Dartmouth Hitchcock Medical Centre는 온라인 상담을 시작하면서 세 개의 주요 보험회사들과 협상에 들어갔습니다. 그 세 회사는 CPT code(Current Procedural Terminology code. 역자주 — 의무기록 작성 목적으로 진료절차와 서비스에 적용되는 표준화된 공통 코드) 99056의 사전 승인에 동의하였는데, 이는 환자의 요청이 있을 때 의사의 사무실 외에서 제공되는 서비스에 대한 요금 청구에 관한 것이었습니다. 이것은 원래는 단지 의사가 업무를 보는 물리적인 위치가 변경되었을 때를 대비해서 만들어졌던 것이었지요.

2004년 이후로 미국의사협회(American Medical Association: AMA)는 모든 보험회사와의 협상을 간편하게 하는 새로운 CPT 코드를 발표했습니다. 이를 이용해서 보험회사와 협상을 해 보십시오.

환자들로부터 직접 지불받기

진료비 지불 중에서 환자가 차지하는 비율이 점점 더 증가하고 있습니다. Arabian Gulf 지역에 있는 Patients Know Best의 초기 고객들은 두 가지 이유에서 이 플랫폼을 받아들였습니다. 먼저 그들은 더 먼 곳에서부터 환자를 끌어들일 수 있었습니다. 이 지역은 지리적으로 넓지만, 환자들은 전문적인 진료를 받기 위해 기꺼이 이동합니다. 개인 건강기록 소프트웨어를 이용하면서 전문의들은 다른 지역의 의료진과 협진을 할 수 있었으며, 환자들이 이동할 필요를 줄이고 환자들에게 더 나은 품질의 서비스를 제공할 수 있었습니다.

둘째로 병원은 휴대폰의 사용으로부터 새로운 수익을 창출할 수 있었습니다. 이 지역에서 휴대폰의 사용은 대부분의 서양 시장에서보다 더 활발하며, 고객들은 프리미엄 서비스를 위해 돈을 지불하는 데 익숙합니다. 병원들은 검진 결과를 알려 주는 비용과 휴대폰 환경에 최적화된 건강정보의 접속 비용을 청구할 수 있습니다.

중동 지역만이 환자들이 돈을 지불하는 유일한 시장은 아닙니다. 예를 들어, 아일랜드의 3G Doctor는 화상 휴대폰을 통한 온라인 상담을 지원합니다. 이 서비스는 3G 네트워크망을 통한 빠른 데이터 접속이 가능해지면서 점점 더 많이 이용되고 있습니다. 이는 환자들이 일반적이고 값이 저렴한 전화기를 이용해서도 의료진과 화상 상담을 할 수 있게 되었음을 의미합니다. 상담은 환자 포털의 구조화된 질문란에 환자들이 데이터를 입력하면서 시작됩니다(www.3gdoctor.com). 데이터는 환자가 사는 지역에 있는 면허를 가진 의사가 읽게 됩니다. 환자의 문제에 대한 답을 찾은 후에 의료진은 화상 통화로 상담을 합니다. 이 서비스의 가장 주된 이용자는 다른 의사의 소견을 추가로 들어보고 싶어

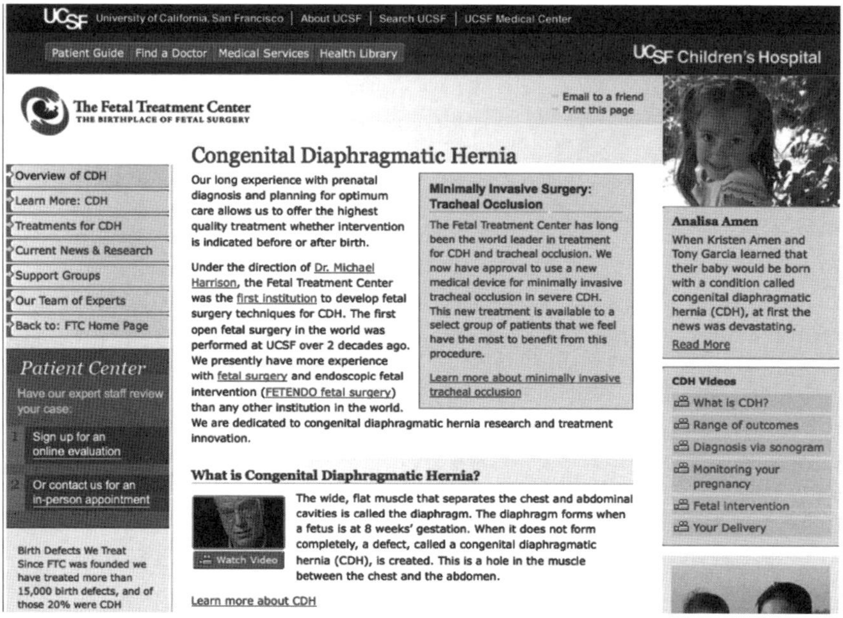
UCSF University of California, San Francisco | About UCSF | Search UCSF | UCSF Medical Center
Patient Guide Find a Doctor Medical Services Health Library
UCSF Children's Hospital
The Fetal Treatment Center
THE BIRTHPLACE OF FETAL SURGERY
Email to a friend
Print this page
Congenital Diaphragmatic Hernia
Overview of CDH
Learn More: CDH
Treatments for CDH
Current News & Research
Support Groups
Our Team of Experts
Back to: FTC Home Page
Our long experience with prenatal diagnosis and planning for optimum care allows us to offer the highest quality treatment whether intervention is indicated before or after birth.
Under the direction of Dr. Michael Harrison, the Fetal Treatment Center was the first institution to develop fetal surgery techniques for CDH. The first open fetal surgery in the world was performed at UCSF over 2 decades ago. We presently have more experience with fetal surgery and endoscopic fetal intervention (FETENDO fetal surgery) than any other institution in the world.
We are dedicated to congenital diaphragmatic hernia research and treatment innovation.
Minimally Invasive Surgery: Tracheal Occlusion
The Fetal Treatment Center has long been the world leader in treatment for CDH and tracheal occlusion. We now have approval to use a new medical device for minimally invasive tracheal occlusion in severe CDH. This new treatment is available to a select group of patients that we feel have the most to benefit from this procedure.
Learn more about minimally invasive tracheal occlusion
Analisa Amen
When Kristen Amen and Tony Garcia learned that their baby would be born with a condition called congenital diaphragmatic hernia (CDH), at first the news was devastating.
Read More
Patient Center
Have our expert staff review your case:
1 Sign up for an online evaluation
2 Or contact us for an in-person appointment
CDH Videos
What is CDH?
Range of outcomes
Diagnosis via sonogram
Monitoring your pregnancy
Fetal intervention
Your Delivery
What is Congenital Diaphragmatic Hernia?
The wide, flat muscle that separates the chest and abdominal cavities is called the diaphragm. The diaphragm forms when a fetus is at 8 weeks' gestation. When it does not form completely, a defect, called a congenital diaphragmatic hernia (CDH), is created. This is a hole in the muscle between the chest and the abdomen.
Watch Video
Learn more about CDH
Birth Defects We Treat
Since FTC was founded we have treated more than 15,000 birth defects, and of those 20% were CDH
그림 9-1. 캘리포니아 대학과 샌프란시스코 아동병원 태아전문 의료팀의 웹페이지

하는 환자들입니다.

다른 의사의 소견을 듣고서 그 의료진에게 아예 가는 경우도 있습니다. 예를 들어, University of California San Francisco의 아동병원은 태아 진료에 있어 세계적인 수준을 갖추고 있습니다. 그들의 웹사이트(그림 9-1)는 태아의 상태에 대해서 비디오를 포함한 훌륭한 교육 콘텐츠도 제공하지요(http://fetus.ucsfmedicalcenter.org). 이 웹사이트는 Google에서 검색순위 상위를 점하고 있으며, 환자들이 선천성 횡격막 탈장과 같은 질환에 대해 궁금할 때 가장 먼저 찾는 사이트입니다.

일단 이 웹사이트에 가입하면, 전문가의 소견을 얻는 데 필요한 절차에 대하여 알 수 있는데 예를 들면 "온라인 소견 신청하기(sign up for an online evaluation)"를 클릭하면 초음파 사진의 복사본 등 전문의에

게 자문을 구하고 싶은 경우 무슨 정보를 제출해야 하는지 알 수 있습니다. 다양한 분야의 전문가들이 모인 의료진에게 소견을 받으려면 미국 돈으로 575달러를 내야 합니다. 그 과정에서 산모가 만약 산전 수술을 권유받게 된다면 UCSF 외과 전문의들에게 진료가 인계됩니다.

정부가 환자들에게 지불에 대한 결정권을 주도하도록 장려하면서 전자 개인건강기록의 업무 흐름은 정말로 흥미로워지고 있습니다. 미국의 건강저축계좌(health savings accounts: HSA)는 환자들이 공제 비율이 높은 건강보험을 채택한 경우 진료비에 대하여 납세자의 세금을 절감해 주는 계좌입니다.

개인건강기록과 이를 활용하는 의료진들은 HSA 지불의 대상이 될 수 있습니다. 건강보험 예산에 대한 시범사업을 완료한 영국 정부도 이와 유사한 경우라고 할 수 있습니다. 이는 만성질환자들에게 직접적으로 지급될 수 있는 현금으로서, 환자들이 자신의 건강관리를 위해 어떠한 용도로든 쓸 수 있지요.

자본 투자

돈을 벌려면 돈이 필요합니다. 새로운 수익의 흐름에서 이익을 보려면 먼저 자본에 투자해야만 합니다. 심지어 서비스 플랫폼과 같은 소프트웨어를 사용하더라도 다달이 돈을 지불해야 하며, 의료진은 시스템을 사용하는 법을 배워야 하고 이미 사용하고 있던 기반시설에 이를 통합시키기 위해서도 시간을 투자해야 합니다. 통합이란 현재 사용 중인 동의서 양식을 수정하는 매우 간단한 것으로부터 환자의 새로운 소프트웨어를 병원이 사용하고 있는 시스템에 연결하는 것까지 다양한 일들을 말합니다.

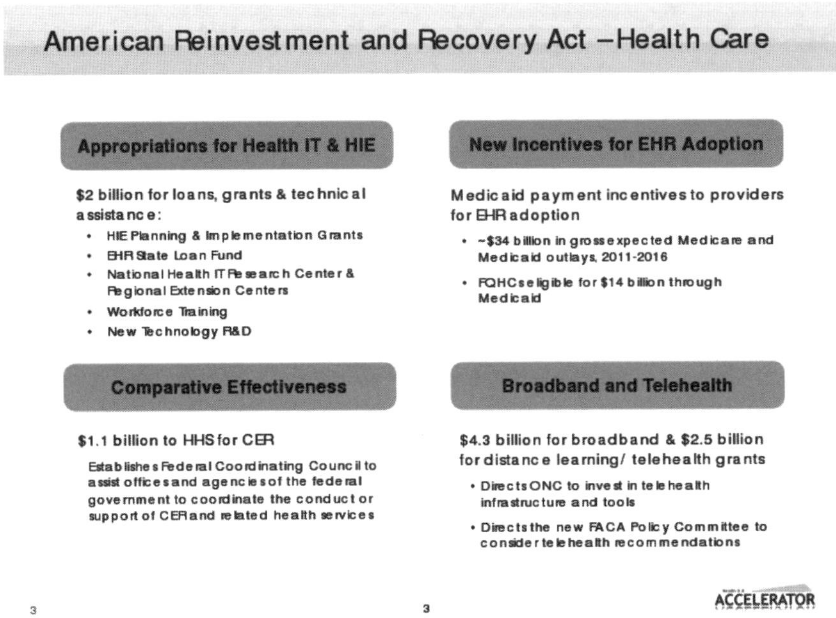

그림 9–2. Health 2.0 Accelerator(www.h2anetwork.org)는 의료진이 활용할 수 있는 개인건강기록 회사와 그들이 지불 자격이 되는 정부 기금에 대하여 알려줍니다.

병원이 아직 가지고 있지 않다면, 환자의 개인건강기록과 데이터를 공유하기 위해 데이터를 저장할 수 있는 전자건강기록을 갖추어야 합니다. 『성공적인 전자의무기록 선택법(*Successfully Choosing Your EMR*)』(Gasch and Gasch 2010)은 이러한 내용에 대한 책입니다. 미국의 의료진을 위해 이 책은 미국 경기회복 및 재투자법(American Reinvestment and Recovery Act: ARRA)을 근거로 하여 미국 정부가 제시하고 있는 "의미 있는 사용(meaningful use: Mu. 역자주 — 의료정보를 적절히 활용하여 진료의 품질을 높인 병원이나 의료진이 보상을 받을 수 있도록 미국 정부가 제시한 기준과 방법)"의 자세한 내용을 다루고 있습니다.

개인건강기록 투자에 있어 Health 2.0 Accelerator(www.h2anetwork.org)를 참조해볼 만합니다. 이 웹사이트는 의료진이 활용할 수 있는 개인건강기록 개발업체와 그들이 지불 자격이 되는 정부 기금에 대하여 알려줍니다(그림 9-2).

연구 기금

그러나 아마도 자금을 구할 수 있는 가장 초기의 자원은 연구 예산일 것입니다. 정부의 연구기관들은 개인건강기록이 진료에 미치는 영향을 평가하는 데 관심이 많습니다. 사기업 재단들 역시 최선의 혁신적인 진료 방법을 개발하기 위하여 투자합니다. 대형 의료기관 역시도 새로운 기술을 시도하기 위한 기금을 마련해두고 있을 것입니다. 새로운 기술을 적용하려면 초기에는 직원이 더 많이 필요한데 수익은 적기 때문입니다.

미국 정부의 활성화 기금(stimulus funding)은 연구를 위한 재원을 포함하고 있으며, National Institutes of Health(NIH)와 Agency for Healthcare Research and Quality(AHRQ)의 예산은 증가하고 있습니다. Robert Wood Johnson Foundation은 이미 2009년에 Project HealthDesign(www.projecthealthdesign.org) 프로젝트 2단계에서 개인건강기록 연구에 많은 투자를 하였습니다. 영국에서는 Technology Strategy Board가 정기적으로 새로운 개인건강기록을 개발할 수 있도록 투자하고 있으며, National Institute for Health Research는 국민건강보험(www.nihr.ac.uk) 안에서 개인건강기록을 구현해 보기 위한 기금을 조성하고 있습니다. 유럽 연합의 유로스타 프로그램(www.eurostars-eureka.eu)은 회원 국가들이 협력하여 해결책을 개발하기 위하여 기금을 조성 중이기도 합니다.

모든 재정 지원 프로그램들에 있어 협력의 중요성은 더욱더 높아지고 있습니다. 대부분 여러 기관과 다양한 학문들이 모여서 함께 연구하는 팀에게 더 많은 점수를 부여하는 평가 방식입니다. 이것이 바로 미국의 Health 2.0 Accelerator가 협력하여 함께 일할 팀을 찾는 데 매우 유용한 이유이며, 영국에서는 협력을 위해 HealthCamp UK(http://healthcamp.patientsknowbest.com)를 시작한 이유이기도 합니다.

기술이 새로울수록 많은 연구가 뒤따라야 합니다. 가장 근본적인 질문은 "이중맹검(double blind)의 무작위 대조군 실험을 했을 때 개인건강기록이 임상적인 결과를 향상시킨다는 연구 결과를 얻을 수 있을까?" 입니다. 아직까지는 아무도 하지 못했지만, 이 수준에 가까운 연구는 확실히 연구비를 투자할 가치가 있습니다. 물론 환자와 의료진 모두가 실제로 개인건강기록을 사용하면서 그것을 사용하고 있다는 사실을 알기 때문에 이중맹검법은 실제적으로 실현 불가능합니다. 그러나 많은 환자가 이러한 도구를 사용하기 시작하면서 무작위화는 가능하며 또한 중요합니다.

환자의 만족도 점수는 흥미롭기는 하지만 중요한 것은 아닙니다. 대부분의 초기 연구가 이미 환자의 만족도에 초점이 맞추어져 있기 때문이기도 하고, 이것이 상황을 정확하게 대변하는 것은 아니기 때문이지요. 임상지표, 예를 들어 당뇨 환자의 HbA1c 값이나 증상 악화로 인해 응급실을 방문한 횟수, 평균 재원기간 등이 모두 적절하고 중요한 측정값이 됩니다. 질 좋은 의료서비스를 위해서 투입한 환자 진료시간이나 환자들이 소모한 시간과 같은 평균 측정값 또한 의료서비스 생산성의 향상을 보여주는 중요한 값이 됩니다.

반면에 최선의 진료 방법은 연구의 초기 단계에서부터 알아내는 것이 중요합니다. 예를 들어, 새로운 기술의 사용은 대부분의 경우에서 초기에는 속도도 느리고 만족도도 떨어집니다. 사용자들이 새로운 기술을 익히고 옛 기술은 버리기 위하여 처절하게 노력해야 하기 때문이지요. 결과에만 초점을 맞춘 초기 단계의 연구들은 효율성이 감소된 것을 발견하기 쉽습니다. 그러나 초기 단계에서 최선의 진료 방법을 찾아냈다면, 연구의 나머지 단계는 대조적으로 나이가 많고 개인건강기록을 사용하지 않는 환자들의 경우를 평가하는 데 집중할 수 있습니다.

아무 연구도 하지 않는 것이 오히려 위험합니다. 그러나 모든 산업에서 전화나 팩스, 인터넷이나 이메일 같은 기술들이 널리 채택되기 이전에 이에 대하여 실험을 통하여 연구하지는 못했습니다. 사람들과 기업들은 기술이 유용하다고 밝혀지기만 하면 이를 그냥 사용하게 되는 것입니다. 현재 대기업들은 개인건강기록 사업에 엄청난 투자를 하고 있으며, 제대로 된 평가가 이루어지지도 않은 상태에서 사업이 전개되고 있습니다. 여기에서 위험한 것은 환자의 이득보다는 마케팅 지원에 의해 시장에서 기술 수용이 이루어지는 것입니다. 하지만 중요한 것은 현실적인 단계에서 어떻게 새로운 사업에 대한 재정 지원을 실제로 이끌어 내느냐 하는 것이지요. 다시 말해 이러한 기술이 환자에게 혜택을 제공할 때에만 이는 진정으로 재정을 지원받을 자격이 되는 것이며, 그것이 다시 환자들의 혜택으로 확대될 수 있습니다.

요약

- 개인건강기록 기술에 대한 지원책은 다양하고 많습니다.
- 모든 진료가 지불을 받는 것처럼, 개인건강기록을 활용한 업무에 대해서도 진료비의 지불을 요구하십시오.
- 의료기관은 봉직 의사들의 우수한 서비스 품질과 높은 효율성을 기대하기 때문에 개인건강기록 서비스를 도입합니다.

- 행위별수가제를 도입한 의료기관의 경우, 개인건강기록은 고객을 계속 유지할 수 있게 해 주고 새로운 비즈니스 모델을 제공합니다.
- 일부 시장의 경우, 환자들은 개인건강기록이 제공해 주는 서비스 덕분에 높아진 편의성과 서비스 품질 향상에 대해 기꺼이 돈을 지불할 것입니다.
- 개인건강기록의 도입을 촉진시키기 위해서는 자본의 투자가 필요하며, 이러한 투자를 위한 기금을 지원받을 수 있습니다.
- 개인건강기록을 이용해서 어떤 것이 가능하고 어떤 것이 유용한지를 연구하기 위해서도 기금을 지원받을 수 있습니다.

References

Chen, C., Garrido, T., Chock, D., Okawa, G., and Liang, L., 2009. The Kaiser Permanente Electronic Health Record: transforming and streamlining modalities of care. *Health Affairs (Millwood)* 28(2):323–333.

Gasch, A. and Gasch, B., 2010. *Successfully Choosing Your EMR: 15 Crucial Decisions*, 1st ed. Oxford: Wiley-Blackwell.

Chapter 10

미래의 이야기

과거는 그 자체로는 불확실하지만, 미래보다 더 근사하지도 않습니다.

영국의 전 수상 Norman Lamont의 말을 인용한 익명의 통계학자

우리가 매일 쓰는 알파벳 중에서 C와 X, Q는 더 이상 필요치 않기 때문에 없어질 것입니다. 소리 나는 대로 철자를 쓰는 방법이 신문에 의해 처음으로 받아들여질 테고요. 영어는 집약적인 생각을 표현하기 위해 간결한 단어를 사용하는 언어이기 때문에 다른 어떤 언어보다도 광범위하게 쓰이게 될 것입니다.

1900년 12월, Ladies Home Journal, "Predictions of the Year 2000"

http://www.yorktownhistory.org/homepages/1900_predictions.htm에서 인용

의료진이 개인건강기록(Personal Health Record: PHR)에 대한 연구기금을 얻을 수 있는 이유는 우리가 여전히 첨단기술의 도입 초기에 머물고 있기 때문입니다. 1876년으로 되돌아가 봅시다. Alexander Graham Bell은 그의 발명품이었던 전화기가 콘서트를 방송할 수 있는

최고의 수단이 될 것임을 믿어 의심치 않았습니다. 그 해 Philadelphia Centennial Exposition에서 이를 성공적으로 입증한 후, 그는 파리에서 열린 콘서트를 토론토에 있는 청중들에게 방송했습니다(Sivowith 1970). Bell은 끈질기게 전화기의 활용 방법들을 찾아냈으며, 사람들에게 그 사용법에 대해 가르쳐 주었습니다. 호텔에 전화기를 설치하고 사람들에게 아래층에 있는 접수처로 직접 내려가는 대신 전화기로 말하도록 가르쳐 주었지요. 이 사례는 고객들이 직장이나 집에서 비슷한 시스템을 갖게 되었을 때 어떻게 이러한 혜택을 이해하게 되는지를 잘 보여줍니다(Brown and Duguid 2002).

전화선을 통해 듣는 콘서트는 인기를 끌지 못했습니다만, 라디오와 그 후에는 텔레비전이 콘서트를 전달하는 대중매체로 자리 잡았습니다. 이제는 인터넷이 대중매체가 되었고 대부분의 사람이 인터넷에 접속하기 위해 전화선을 이용합니다. 그리고 Google이 2009년에 열린 교향악단 경연을 방송했을 때를 생각해 보면 유튜브는 실제로 콘서트 홀에 있지 않고도 콘서트를 볼 수 있는 최고의 방법임에 틀림없습니다. 웹페이지 www.youtube.com/symphony에서 음악가들의 인터뷰와 함께 세계 최고의 교향곡들을 언제든지 볼 수 있습니다.

개인건강기록 사용자들은 Bell과 동시대에 살았던 사람들이 전화기에서 겪었던 것과 같은 발견의 과정을 경험하고 있습니다. 우리 세대는 그가 살던 시기의 사람들보다 첨단기술을 더 빠르게 받아들이기 때문에 배우는 과정은 더욱 빨라질 것입니다. 그리고 우리는 깜짝 놀랄만한 일을 예측하고 있어야 합니다. 저는 환자와 의료진이 함께하는 새로운 시대에 들어서면서 모두들 저처럼 이와 같은 놀라운 상황을 맘껏 즐기기를 바랍니다.

함께하는 미래

집단으로 일하는 것은 어려운 일입니다. 1905년으로 거슬러 올라가 봅시다. 당시 Mayo Clinic의 의사들은 처음으로 환자마다 각각 파일을 만들고, 모든 기록을 그 파일에 각각 추가하기 시작했을 때 이러한 어려움에 직면하게 되었습니다. 이는 의사별로 기록을 작성하는 대신 환자별로 기록을 하나로 통합하게 된 첫 시도였습니다. 이 새로운 기록 방법을 처음으로 시도하던 의사들은 다른 사람들이 자신의 기록을 읽을 수 있도록 그에 맞추어서 기록하는 방식으로 습관을 바꿔야만 했습니다.

다른 임상전문가들도 이러한 기록을 하기 시작하면서 어려움은 더 커지기 시작했습니다. 간호사, 물리치료사, 청력치료사, 영양사, 그리고 진료에 기여하는 모든 다른 사람들 말이지요. 이들 각자는 모두 다른 전문적 지식과 기술을 가지고 있었고, 다른 용어를 사용했으며, 결국 기록 역시도 다르게 했기 때문입니다.

환자들은 더더욱 다릅니다. 그들이 의료진이 사용하는 의무기록 시스템을 같이 쓰기를 원하십니까?

개인건강기록에 대하여 이야기를 나누어 보았던 거의 모든 의료진은 여러 개보다는 하나의 의무기록이 있어야 한다고 말했습니다. 그들이 지적하는 문제점은, 각 임상전문가들이 따로 작성한 기록을 가지고 있게 되면 기록이 각각 다르게 갱신되기 때문에 서로 맞지 않는 다른 내용이 될 수 있고 부정확한 정보를 낳을 수도 있다는 것이지요.

이 염려에 대해 세 가지 가능한 미래 시나리오가 있습니다. 첫 번째 시나리오는 단 하나의 기록만 있고, 단 한 명의 임상전문가만이 이를 갱신하는 것입니다. 그러나 아시다시피 이렇게 될 가능성은 매우 낮습니다. 환자들은 생활의 모든 것에 대해 컴퓨터를 이용해서 기록을 하기 시작했습니다. 이러한 기록은 은행 거래부터 정부에서 발급해 주는 공공 문서들까지 다양하며, 건강기록 역시 예외가 될 수는 없습니다. 의료진이 가지고 있는 기록을 환자가 갱신할 수 없게 된다면, 환자들은 본인의 기록을 따로 만들 것이며 거기에서 수정을 해 나가겠지요.

이는 두 번째 시나리오의 가능성을 불러올 것이며, 이것은 가장 일어날 가능성이 높다고 예측되는 미래입니다. 단 하나의 기록은 존재할 수 없는 미래 말이지요. 단 하나의 기록이란 옛날처럼 가족의 주치의가 혼자서 기록을 모두 가지고 있고, 소수의 환자들이 소수의 전문가들을 만날 때에나 존재할 수 있겠습니다마는, 기록의 숫자는 전문가들의 숫자에 맞추어 급증할 것입니다. 더 중요한 것은 고객과 서비스 제공자가 동일한 기록 시스템을 가지고 있는 산업이 없다는 데 있지요. 은행의 기록을 고객이 마음대로 변경할 수 없다는 것을 떠올려 보십시오. 고객과 서비스 제공자는 서로 다른 요구를 가지고 업무를 보기 때문에, 각자 다른 기록을 가지고 업무를 처리할 것입니다.

그러나 의무기록이 블로그보다는 위키 형태가 되는 흥미로운 미래가 올지 모릅니다. 블로그는 사건을 시간 순서와는 반대로 나열하여 보여주는 웹사이트입니다. 즉 가장 최근의 사건이 페이지 맨 위에 올라와 있는 것이지요. 오늘날 대부분의 전자의무기록(Electronic Medical Record: EMR) 시스템은 가장 최근의 진단과 진료, 처방을 보여주는 형태로 블로그와 비슷하게 구성되어 있습니다.

반대로 위키는 합의된 내용에 대한 어떤 시점의 설명을 담고 있습니다. 위키는 여러 사람에 의해 편집된 웹페이지이며 어느 시점에서든지 그 시점에서 참여자 간에 합의된 내용을 보여줍니다. 그러니 미래의 의무기록 역시 환자의 건강에 대해 관련자들의 합의된 내용을 담고 있을 수 있을 것입니다. 그의 현재 시점에서의 질병은 무엇이며 진단명과

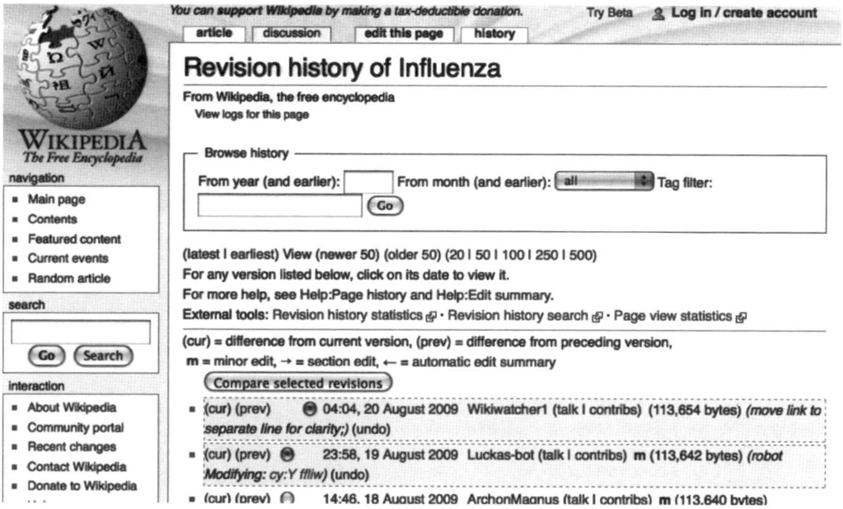

그림 10-1. 위키는 자동으로 버전을 추적합니다.

치료법, 건강지표는 무엇인지를요.

위키의 놀라운 점은 버전의 자동 추적 기능에 있습니다(그림 10-1). 대부분의 의료진과 환자들은 아직 많이 접해 보지 않은 기술이지요. 위키백과와 같이 위키 의무기록 시스템은 누가 언제 무엇을 바꾸었는지를 끊임없이 추적할 것입니다. 읽는 사람 모두가 작성자가 될 수 있으며, 오류를 수정하기도 하고, 오류가 없고 적합하다고 생각하는 이전의 버전으로 되돌아갈 수도 있습니다.

위키를 이용한 업무 방식이 의무기록에도 사용될 수 있다면 그것은 가히 환상적일 것입니다. 환자를 포함한 의료진은 모두 환자의 현재 건강 상태에 다 같이 합의를 해야 할 것입니다.

위키백과는 한 발자국 더 앞서나가 "믿을 만한 정보(trust info)"에 대해 시험하고 있습니다(그림 10-2). 위키에 있는 각각의 주제에서 소프트웨어는 신뢰할 수 없는 정보에 강조 표시를 합니다. 위키백과 세상에

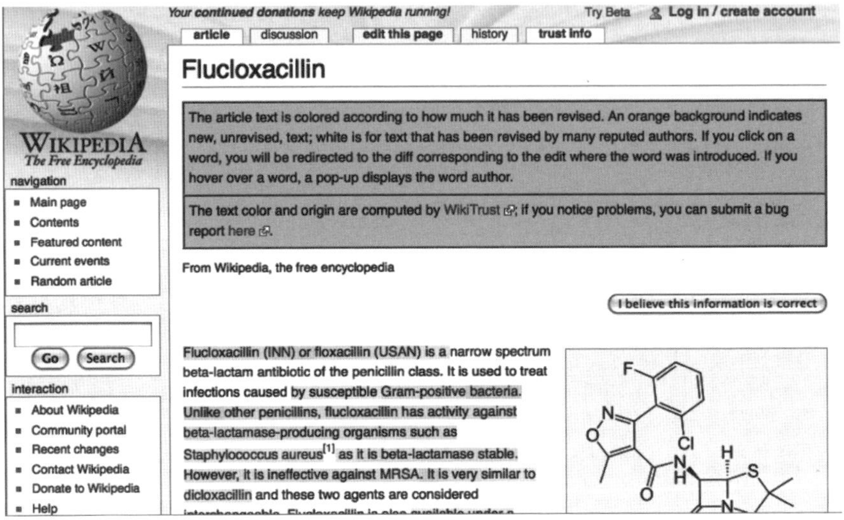

그림 10-2. 위키백과는 믿을 만한 정보를 시험하고 있습니다.

서 믿을 만한 정보란 이전에 믿을 만한 정보를 만든 적 있는 사용자들에 의해 여러 번 수정된 내용을 말합니다. 이 소프트웨어는 현실 세계에서의 동료평가 과정을 역력히 보여주고 있으며, 우리가 환자와 의료진을 위한 단 하나의 기록을 원한다면 받아들여야 하는 가장 유력한 모델입니다.

유전학

이렇게 하나의 기록을 만들기 위해 환자들은 점점 더 많은 노력을 할 것이며, 의료진은 그들로부터 배워야만 합니다. 유전의학(genomic medicine)은 환자가 학생으로부터 선생님으로 그 역할이 바뀌게 되는 대표적인 전문 분야가 될 것입니다.

이러한 상황의 일부 원인은 의과대학 등 의료전문가를 양성하

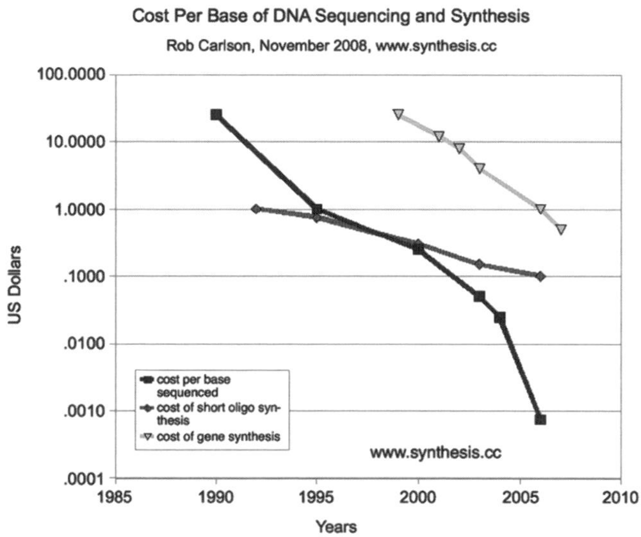

그림 10-3. Carlson Curve는 염기서열 정보를 밝히는 비용이 감소하는 속도를 보여줍니다.

는 교육기관들의 커리큘럼이 현재의 유전학을 따라잡지 못하고 있으며, 커리큘럼 내에 유전정보를 해석하는 방법이 포함되어 있지 않은데 있습니다. 환자가 23andMe(www.23andme.com)나 Navigenics(www.navigenics.com)와 같은 유전자를 전문적으로 다루는 웹사이트에서 내용을 인쇄해 오더라도 전문교육을 받은 소수의 의사만이 이 데이터에 대해 환자에게 설명해줄 수 있을 것입니다.

그러나 진짜 문제는 유전학이 Carlson Curve(Carlson 2008)를 따르는 데 있습니다. 즉 염기서열을 분석하는 비용이 떨어지는 속도 말이지요(그림 10-3). 이 속도는 Moore의 법칙(Moore 1965)보다도 훨씬 빠른데, Moore의 법칙이란 지난 40년 동안 컴퓨터가 매 18개월마다 비용이 절반으로 줄어들었다는 내용입니다.

달리 말해 유전자의 염기서열 정보를 밝히는 것은 훨씬 더 정확해지고, 컴퓨터 가격이 하락하는 것보다 더 빨리 가격이 하락할 것입니다. 오늘날 유전자의 염기서열 정보를 알아내기 위해 100만 달러를 써야 한다면, 20년 후에는 1,000달러도 채 안 되는 비용으로 같은 정보를 밝혀낼 수 있을 것입니다. 미국의 국립 유전자 연구소(National Human Genome Research Institute)와 전 세계의 관련 기관들은 환자의 완전한 유전자 염기서열 정보를 밝혀내는 데 1,000달러를 목표로 하고 연구를 가속화하고 있습니다.

둘째로 이러한 유전자 염기서열 정보의 분석은 컴퓨터를 통해 이루어지기 때문에, 양과 질에서 1,000배의 향상을 가져올 것이며, 분석의 양은 Moore의 법칙을 뛰어넘을 것입니다.

가격 역시 조만간에 고객들이 이용하기에 합당한 수준으로 제공될 것입니다. 단일 증상에 대하여 DNA Direct(www.dnadirect.com)와 같은 회사들은 200~1,000달러 정도만 주면 분석을 해줍니다. 이는 환자들에게 별 부담 없이 낭포성 섬유증과 같은 단일 유전자 질환에 대해 검사해볼 수 있게 해줍니다. 단일 염기 다형성 전문회사(single-nucleotide polymorphism company)들은 유전자 간에 복합적으로 흔히 나타나는 변이에 대하여 분석해 주는데 Navigenics에서는 2,499달러, DeCODEme(www.decodeme.com)에서는 985달러, 23andme에서는 399달러에 검사받을 수 있습니다. 이들은 류머티스 관절염과 같은 복합 유전질환에 대한 위험도 검사도 제공하고 있습니다. 전체 유전자 정밀검사는 Knome(www.knome.com)에서 99,500달러에 받을 수 있는데 이는 이전의 350,000달러에서 떨어진 가격이며, 독자들이 이 책을 읽을 때쯤이면 아마 더 떨어져 있을 것입니다.

물론 염기서열을 밝히는 것만으로 이해가 되지는 않으며, 이해하는 것만으로 행동으로 이어지지는 못합니다. 이러한 문제를 해결하기 위하여 아주 특별한 사용자 인터페이스를 개발하는 소비자 유전학(consumer genomics)이 발전했습니다. 이러한 인터페이스는 환자뿐 아니라 통계 결과를 해석하는 능력이 부족한 의료진에게도 도움을 줍니다(Berwick et al. 1981).

예를 들어, 23andme의 웹사이트는 고객을 위해서 다른 인구집단에 비해 해당 환자에게 발생하기 쉬운 질병들을 쉽게 보여줍니다(그림 10-4와 10-5). 그러나 상대적 위험성은 이해하기 어려운 개념입니다. 이를 위해 23andme는 사람들이 공간 정보를 더 잘 이해한다는 점에 착안하여 환자들을 집단으로 표시한 도표를 사용하고 있습니다(그림 10-6). 또한 이 웹사이트는 이러한 위험 점수들에 대해 각 유전자가 어떻게 기여하고 있는지를 보여줍니다(그림 10-7).

Navigenics 역시 환자에게 결과를 쭉 설명하면서 의미를 파악할 수 있도록 돕는 사용자 인터페이스를 구축하는 데 많은 투자를 하였습니다(그림 10-8).

그러므로 환자들은 조만간 유전정보가 분석된 자료와 설명서를 가지고 의료진을 방문할 것이며, 이는 의과대학 커리큘럼이 따라잡을 수 있는 속도보다도 더 빠를 것입니다. 따라서 졸업한 대학에서 보수교육을 계속 받는 것이 정답이 아니며, 의료진은 환자가 배워온 것을 다시 한 번 환자에게 배워야만 할 것입니다. 다행인 것은 유전자 염기서열 정보를 분석하는 회사들이 사용자 전문가(usability professional), 즉 환자들에게 질적으로 우수하면서 동시에 빠르게 영향을 줄 수 있는 교육자료를 제공하기 시작했다는 것입니다. 즉 의료진이 기대했던 것보다 더 빠르게 환자들로부터 배울 수 있다는 것이지요. 따라서 의료진은 배울 마음의 자세를 갖추어야 합니다.

물론 소비자 유전학이 아무 문제가 없다는 것은 아닙니다. 우선

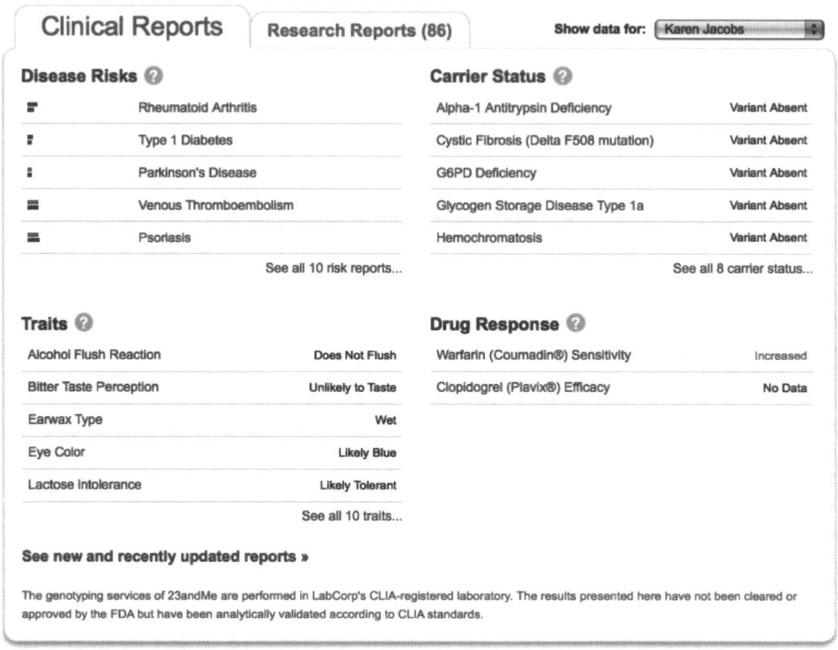
Clinical Reports
Research Reports (86)
Show data for:
Karen Jacobs
Disease Risks
Rheumatoid Arthritis
Type 1 Diabetes
Parkinson's Disease
Venous Thromboembolism
Psoriasis
See all 10 risk reports...
Carrier Status
Alpha-1 Antitrypsin Deficiency
Variant Absent
Cystic Fibrosis (Delta F508 mutation)
Variant Absent
G6PD Deficiency
Variant Absent
Glycogen Storage Disease Type 1a
Variant Absent
Hemochromatosis
Variant Absent
See all 8 carrier status...
Traits
Alcohol Flush Reaction
Does Not Flush
Bitter Taste Perception
Unlikely to Taste
Earwax Type
Wet
Eye Color
Likely Blue
Lactose Intolerance
Likely Tolerant
See all 10 traits...
Drug Response
Warfarin (Coumadin®) Sensitivity
Increased
Clopidogrel (Plavix®) Efficacy
No Data
See new and recently updated reports »
The genotyping services of 23andMe are performed in LabCorp's CLIA-registered laboratory. The results presented here have not been cleared or approved by the FDA but have been analytically validated according to CLIA standards.

그림 10-4. 23andme는 다른 인구집단에 비해 해당 환자에게 발생하기 쉬운 질병들에 대한 정보를 제공합니다.

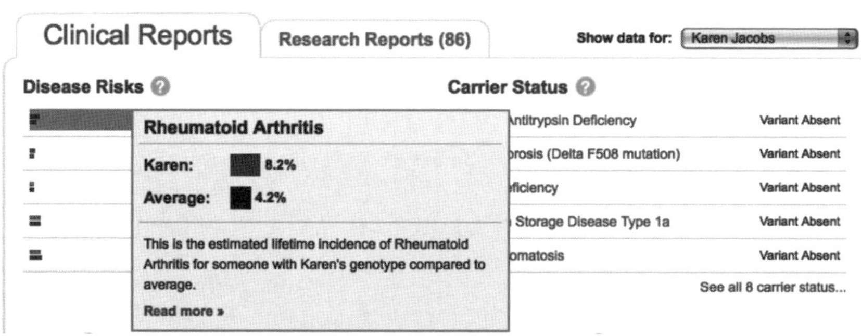

그림 10-5. 23andme는 각 질병의 상대적 위험성에 대해 자세한 내용을 보여줍니다.

모든 환자가 이 정보를 가지고 무엇을 해야 할지 알게 되는 것도 아닙니다. 예를 들어, Navigenics가 염기서열 분석 서비스 각각에 대해서

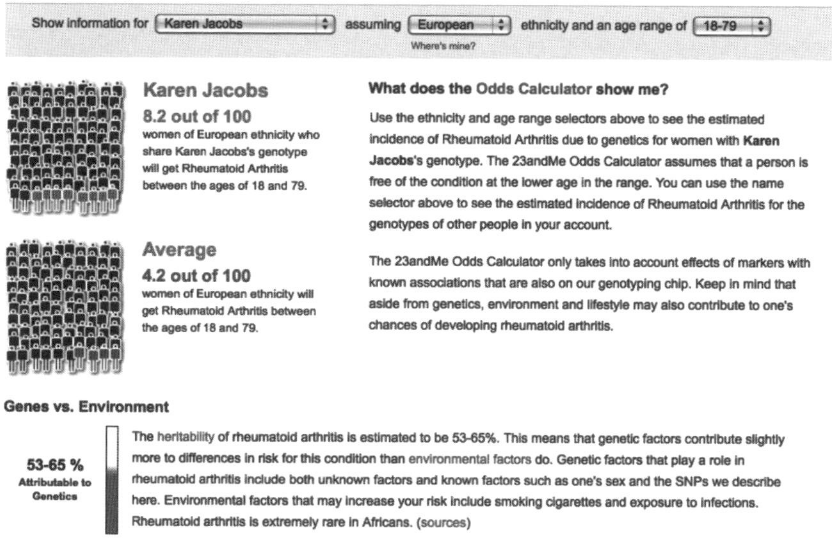

그림 10-6. 23andme는 상대적 위험성을 더 잘 설명하기 위해 공간 정보를 사용합니다.

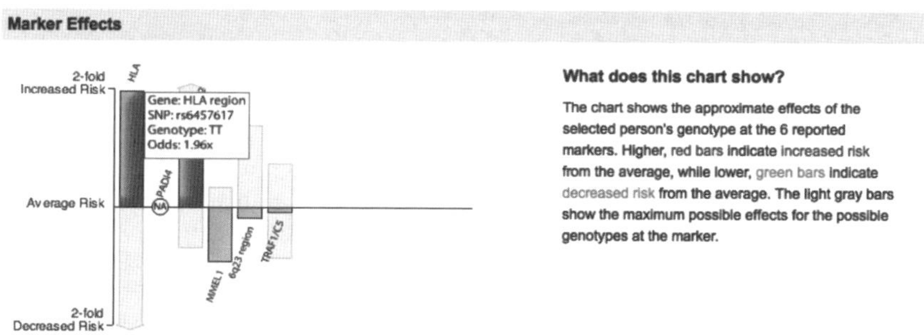

그림 10-7. 23andme는 상대적 위험도 점수에 대한 각 유전자의 기여도를 보여줍니다.

상담을 같이 제공하고는 있지만, 환자 중에 20%만이 이 서비스를 이용하고 있습니다. 비율이 왜 이렇게 낮은지 확실하지는 않지만, 일부 환자들에게는 유전정보의 해석이란 운명적인 결과를 무조건 따라야 한다는 의미로 보인 것일 수도 있습니다. 달리 말해, 일부 환자들은 유전적

Different ways of visualizing and presenting genetic risk information

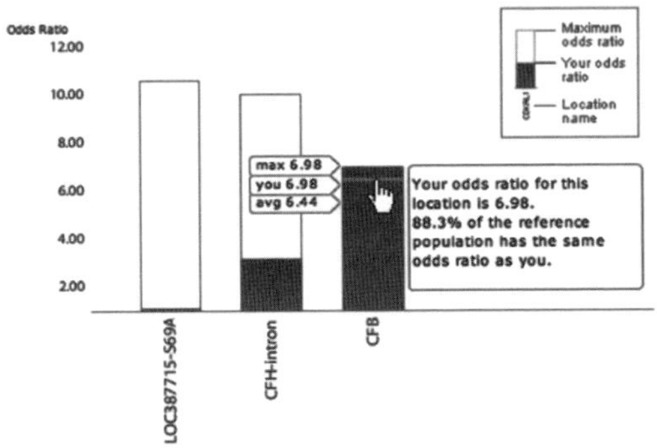

A graphical representation of each marker in the risk assessment provides information about the relative contribution of that marker genotype to the individual's overall score. This chart displays both relative and absolute risk.

Odds ratios specific to the individual's genotype are presented along with a lay summary of the published article.

Gene or location	Risk marker	Your markers	Odds ratio	Source
LOC387715-S69A	T	GG	1.0	American Journal of Human Genetics, 2005
CFH-intron	A	CA	3.16	Nature Genetics, 2007
CFB	T	TT	6.98	Nature Genetics, 2006

A graphical picture of an individual's overall score compared with the reference population. Individuals that have a high percentile, with few reference individuals having a higher score, are at much higher risk of disease than individuals with lower percentiles.

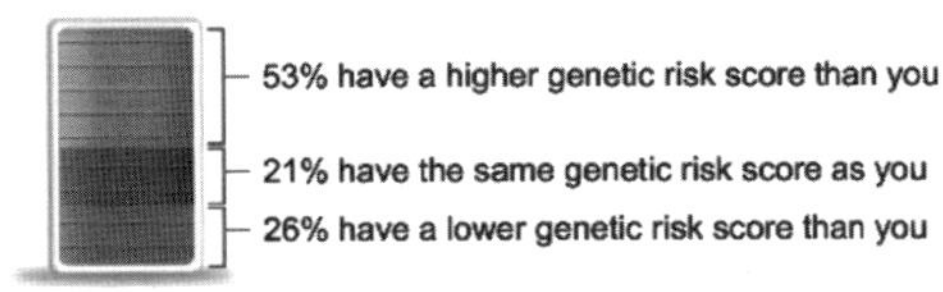

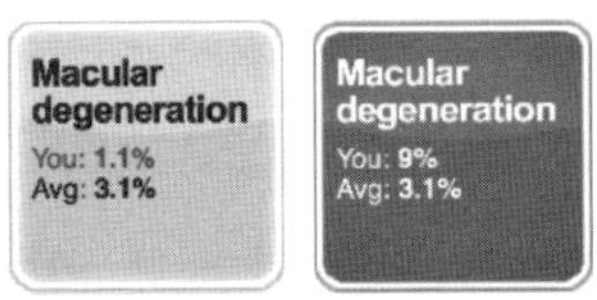

The average lifetime risk of a condition and the individual's estimated lifetime risk based on their genetic risk factors is shown in this condition box. When the estimated lifetime risk is greater than 20% the average or when it is greater than 25% the condition box is orange. The normalized relative risk (the relative risk of an individual compared to the average genetic risk in the population) can be determined by dividing the individual's estimated lifetime risk by the average lifetime risk in the population.

그림 10-8. Navigenics의 사용자 인터페이스는 유전자 검사 결과와 그 의미에 대해 설명해 줍니다.

위험인자가 바로 눈에 보이는 결과로 다가올 것이라고 믿고, 그러므로 이를 바꾸기 위해 할 수 있는 일은 아무것도 없다고 생각하는 것 같습니다.

그러므로 의료진이 쉽게 할 수 있는 일은 이 서비스를 위해 돈을 지불한 환자들에게 상담 역시 받아보도록 권유하는 것입니다.

더욱 중요한 것은 유전자 관련 사이트들이 서로 다른 유전자에만 관심이 있고, 같은 유전자에 대해서도 서로 다른 연구 결과를 이용하며, 같은 연구 결과를 이용해서도 서로 다르게 해석한다는 데 있습니다(Swan 2009). 이런 차이점들은 당황스럽긴 하지만, 한편 생각해 보면 여러 의사들 간에 견해 차이가 있다는 것을 명백히 보여주는 것이라고 할 수 있습니다. 가장 쉽게 예측되는 것은 회사들이 각자 염기서열 "분석"에 전문성을 가지거나 분석된 결과에 대한 "해석"에 전문성을 가지는 것으로 나뉠 것으로 보입니다. 더욱 정확하게 염기서열을 밝혀내는 것은 Carlson Curve를 따라 계속 발전할 것이며, 분석의 질 역시 연구와 함께 향상될 것입니다.

연구를 위해 개인건강기록 이용하기

하버드 의과대학이 개인 게놈 프로젝트(Personal Genome Project: PGP, at www.personalgenomes.org)를 시작하게 된 이유는 바로 연구 때문입니다. 이 프로젝트는 100,000명의 사람들에게 그들이 자신의 유전정보가 출판되는 것에 동의만 한다면 무료로 게놈의 완전한 염기서열을 밝혀 주겠다고 제안했습니다. 이렇게 수많은 사람의 게놈 속에서 패턴을 연구하는 것은 강력한 결론을 이끌어낼 수 있을 것입니다. 특별한 유전자들이 약물에 대한 신체 반응에 미치는 영향과 같은 내용을 포함해서 말이지요. DNA 전문가인 Ryan Phelan은 "게놈으로부터 관련 데이터를 알지 못한 채로 약을 먹는 일은, 혈액형을 모른 채 수혈하는 것과 같아질 것입니다(Dyson 2007)."라고 주장한 바 있습니다.

환자들은 온라인에서 의료진과 협조하는 것이 이전에는 상상할 수 없을 만큼 대단한 규모가 될 수 있다는 것을 깨닫기 시작하였습니다. 이 정도의 규모는 연구를 위해 중요하며, 결국 이러한 연구가 치료 방법을 도출해낼 것입니다,

예를 들어, Kathy Guisti가 1996년에 다발성 골수종을 진단받았을 때 그녀는 치료에 효과가 있는 새로운 약이 별로 없다는 것을 깨달았습니다. Merck에서 일하고 하버드에서 MBA 과정을 수료한 여성사업가이자 과학자였던 그녀는 직접 문제를 해결하리라 결심했고, 쌍둥이 자매와 함께 다발성 골수종 연구재단(www.muliplemyeloma.org)을 설립하였습니다. 이 재단은 지금까지 임상연구에 1억 6천만 달러를 지원하였습니다.

개인건강기록은 이러한 연구에 필요한 가장 큰 비용을 줄여줄 수 있습니다. 바로 환자를 모집하는 일이지요. RareShare(www.rareshare.org)와 PatientsLikeMe(www.patientslikeme.com)는 모두 환자들로 하여금 연구자들과 쉽게 데이터를 공유할 수 있게 하는 도구를 가지고 있습니다. 이는 단순히 대규모의 실험만이 아닙니다. 의료진은 일부 특수한 환자들과 함께 소규모의 준비 연구를 시작하기 위해 플랫폼을 이용할 수도 있습니다. 필요하다고 생각하는 것이 무엇이든지 간에 이들 연구팀과 접촉해볼 만합니다. 그들은 개인건강기록의 가장 중요한 업무 흐름을 만들어 내고 싶어하기 때문이지요. 즉 환자와 의료진이 의료를 향상시키기 위해 함께하는 공동의 업무 말입니다. 이것은 미래의 이야기가 아닙니다. 도구들은 이미 준비되어 있으며 저는 이 책을 읽고 난 의료진이 그 도구들을 바로 이용하게 되기를 진심으로 희망합니다.

여러분 모두가 이 책을 흥미롭게 읽었기를 바라며, 읽어 주신 모든 분께 감사드립니다. 또한 이 책의 다음 판을 위한 제 연구를 도와주

십사 다시 한번 부탁드리고 싶습니다. 개인건강기록에 대하여 흥미로운 시도를 하고 계시거나, 다른 선구자들과 교류하고 싶다면, 아니면 이 기술을 사용하는 데 도움이 필요하시다면, 언제라도 다음의 주소로 메일을 보내 주십시오. book@patientsknowbest.com. 개인건강기록의 발전을 위한 의료진의 활약상에 대해 들을 수 있기를 기대합니다.

요약

- 우리는 개인건강기록 기술의 도입 초기에 살고 있으며, 발견해야 할 것이 아직 많습니다.
- 환자와 기록을 공유하는 것은 다른 의료진과 기록을 공유하면서 부딪혔던 어려움을 조금 확장한 것에 지나지 않습니다.
- 공유를 제한할 것이 아니라 더 나은 사용자 인터페이스를 통해 개선시킴으로써 데이터 공유의 어려운 점들은 해결될 수 있을 것입니다.
- 유전학은 의과대학이 의사들에게 알려줄 수 있는 것보다 더 빠르게 환자들을 가르쳐 주는 하나의 전문의학 분야입니다.
- 의료진은 이렇게 교육된 환자로부터 배워야만 합니다.
- 개인건강기록은 임상연구를 지원해줄 다양한 교육 도구들을 제공합니다.

References

Berwick, D.M., Fineberg, H.V., and Weinstein, M.C., 1981. When doctors meet numbers. *American Journal of Medicine* 71(6):991 – 998.

Brown, J. and Duguid, P., 2002. *The Social Life of Information*, 1st ed. Boston: Harvard Business Press, pp. 88.

Carlson, R., 2008. Cost per base of DNA sequencing and synthesis. [Online] (Updated November 2008) Available at: http://www.synthesis.cc/graphics/carlson_cost_per_base_nov_08.jpg [Accessed September 7, 2009].

Dyson, E., 2007. Full disclosure. *Wall Street Journal*. 25 July 2007. Available at:

http://online.wsj.com/article/SB118532736853177075.html [Accessed September 7, 2009].

Moore, G., 1965. Cramming more components onto integrated circuits. *Electronics Magazine* 38(8):4-7. Available at: ftp://download.intel.com/museum/Moores_Law/Articles-Press_Releases/Gordon_Moore_1965 Article.pdf [Accessed August 29, 2009].

Sivowith, E., 1970. A technological survey of broadcasting's "pre-history," 1876-1920. *Journal of Broadcasting and Electronic Media*. 15(1):1-20.

Swan, M., 2009. Personal genome revolution. [Online] (Updated June 14, 2009) Available at: http://melanieswan.com/documents/Genomics Revolution.pdf [Accessed September 7, 2009].

Part 4

부록

부록

Microsoft HealthVault

이 설명서의 최신판은 웹페이지 http://book.patientsknowest.com에서 자유롭게 이용 가능하며 환자와 의료진, 동료와 가족들과 함께 공유할 수 있습니다.

HealthVault는 Microsoft의 개인건강기록(Personal Health Record: PHR) 플랫폼이며 웹페이지 www.healthvault.com에서 자유롭게 이용 가능합니다. 보건의료 서비스 제공기관 중 초기부터 이 서비스를 이용하기 시작한 가장 유명한 기관은 Mayo Clinic(http://healthmanager.mayoclinic.com)과 New York Presbyterian(http://mynyp.org)이며, Cleveland Clinic도 이 서비스를 이용하고 있습니다. 또한 환자들은 CVS나 Walgreens와 같은 약국으로부터 자신의 데이터를 다운로드 받거나 의료기기로부터 데이터를 업로드하고, 보건의료 자선단체나 American Cancer Society와 같은 단체와 데이터를 공유할 수 있습니다. American Well(www.americanwell.com)과 같은 회사들은 환자가 온라인 상담 내용을 저장하도록 지원하고 있으며, 환자의 승인하에 환자가 입력한 데이터를 볼 수도 있습니다.

HealthVault는 현재 특정 국가에서만 이용 가능한 서비스인데, 미국이 서비스의 첫 대상 국가였지만 2010년부터 캐나다, 영국, 독일을 포함하여 세계 전역의 다른 나라로 서비스를 확대해 나가고 있습니다. Microsoft는 또한 로그인을 위한 OpenID를 지원하는데, 이는 비밀번호를 추적하는 데 편리하며 다른 웹사이트에서도 동일하게 사용할 수 있는 혁신적인 방법입니다.

계정 만들기

HealthVault 서비스에 가입하는 것은 웹페이지 www.healthvault.com에서 무료로 가능합니다(그림 1). 환자나 환자가 접속을 허용한 의료진으로 가입하기 위해서 "개인회원(I'm an individual)"을 클릭하세요(그림 2).

웹사이트는 환자들에게 자세한 설명을 포함한 플랫폼을 제공하고 있습니다. 비디오는 가족들의 필요에 초점을 맞추고 있으며, 충분히 볼만한 가치가 있는 내용들을 담고 있습니다. "무료 HealthVault 계정 만들기(Create a free HealthVault account)"를 클릭하십시오.

가입 시 두 가지 선택 사항이 있습니다(그림 3). 먼저 Microsoft Windows Live ID로 가입할 수 있으며 hotmail.com과 같은 이메일 주소를 사용하는 것이 바로 이 방법에 해당합니다. 그렇지 않다면 OpenID를 사용할 수도 있습니다.

Microsoft는 환자로 하여금 OpenID로 로그인하도록 하는 것이 얼마나 혁신적인지를 보여주고 있습니다. 왜냐하면 이 ID가 기준이 되어 환자에게 하나의 계정으로 다양한 웹사이트에 접속할 수 있게 도와주기 때문이지요. 이는 서로 다른 웹사이트에서 각기 다른 비밀번호를

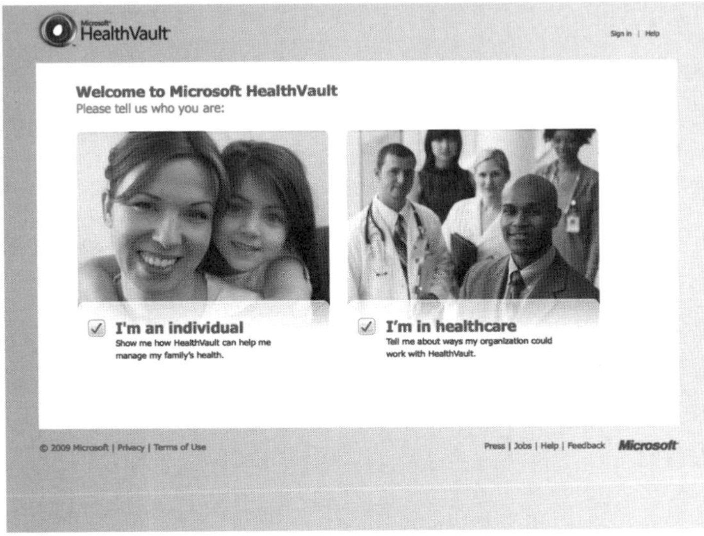
Microsoft HealthVault
Sign in | Help
Welcome to Microsoft HealthVault
Please tell us who you are:
I'm an individual
Show me how HealthVault can help me manage my family's health.
I'm in healthcare
Tell me about ways my organization could work with HealthVault.
© 2009 Microsoft | Privacy | Terms of Use
Press | Jobs | Help | Feedback Microsoft

그림 1. 웹페이지 www.healthvault.com에서 무료로 HealthVault에 가입이 가능합니다.

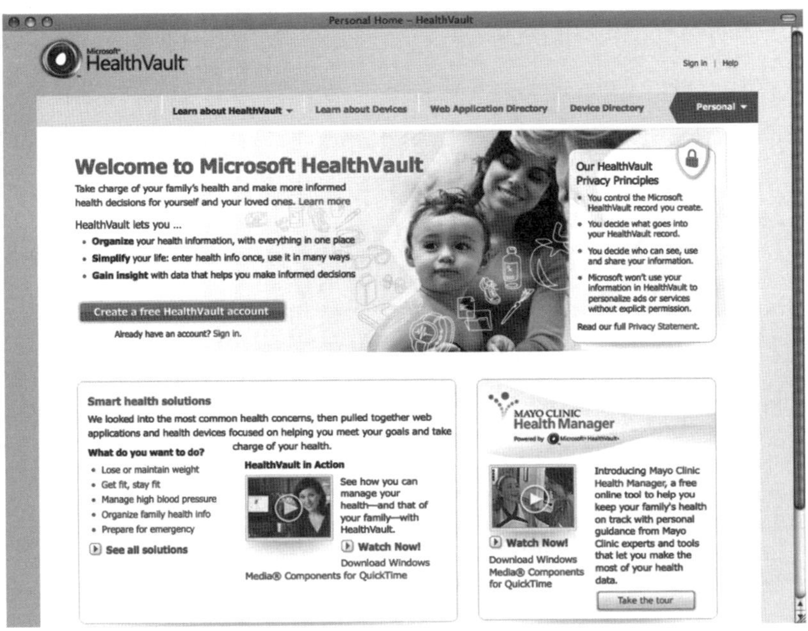
Personal Home – HealthVault
Microsoft HealthVault
Sign in | Help
Learn about HealthVault
Learn about Devices
Web Application Directory
Device Directory
Personal
Welcome to Microsoft HealthVault
Take charge of your family's health and make more informed health decisions for yourself and your loved ones. Learn more
HealthVault lets you ...
Organize your health information, with everything in one place
Simplify your life: enter health info once, use it in many ways
Gain insight with data that helps you make informed decisions
Create a free HealthVault account
Already have an account? Sign in.
Our HealthVault Privacy Principles
You control the Microsoft HealthVault record you create.
You decide what goes into your HealthVault record.
You decide who can see, use and share your information.
Microsoft won't use your information in HealthVault to personalize ads or services without explicit permission.
Read our full Privacy Statement.
Smart health solutions
We looked into the most common health concerns, then pulled together web applications and health devices focused on helping you meet your goals and take charge of your health.
What do you want to do?
Lose or maintain weight
Get fit, stay fit
Manage high blood pressure
Organize family health info
Prepare for emergency
See all solutions
HealthVault in Action
See how you can manage your health—and that of your family—with HealthVault.
Watch Now!
Download Windows Media® Components for QuickTime
MAYO CLINIC
Health Manager
Introducing Mayo Clinic Health Manager, a free online tool to help you keep your family's health on track with personal guidance from Mayo Clinic experts and tools that let you make the most of your health data.
Watch Now!
Download Windows Media® Components for QuickTime
Take the tour

그림 2. 환자로서나 환자가 접속을 허용한 주치의로서 가입할 수 있습니다.

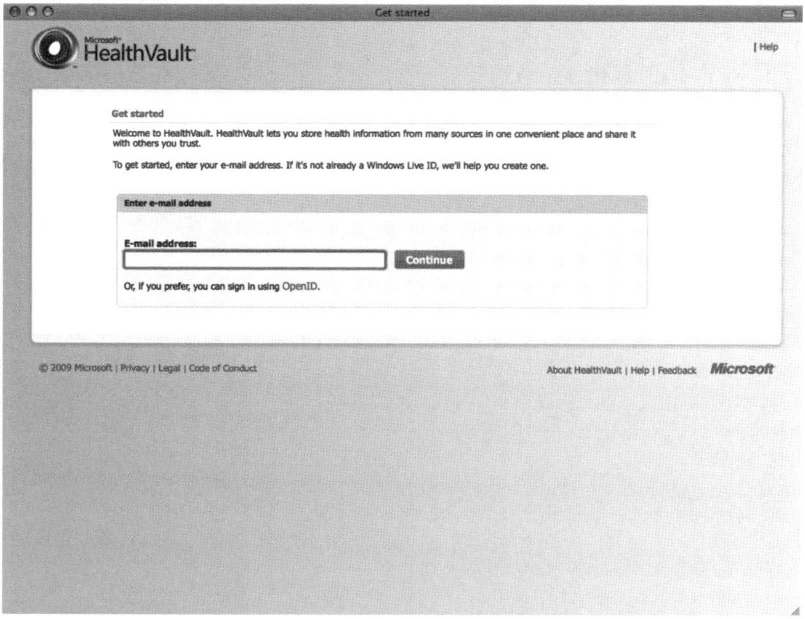

그림 3. HealthVault에 가입할 수 있는 두 가지 선택 사항이 있습니다.

기억할 필요가 없다는 점에서 더욱 편리할 뿐 아니라, 이러한 문제에 지친 사람들이 자신이 사용하는 모든 웹사이트에서 모두 동일한 비밀번호를 사용하는 일이 발생하지 않도록 방지해 줍니다. 만일 환자가 웹사이트마다 서로 다른 비밀번호를 사용한다면 그들은 절대 비밀번호를 바꾸지 않을 것입니다. 웹사이트마다 접속해 비밀번호를 변경하는 일은 무척 귀찮은 일일 테니까요. 결국 비밀번호의 보안성은 매우 낮아지게 됩니다.

환자들이 OpenID를 사용하도록 권장하십시오. Microsoft는 Microsoft Windows Live는 물론, OpenID를 제공할 뿐 아니라 TrustBearer(http://openid.trustbearer.com)와 MyOpenID(http://myopenid.com)까지 지원합니다. TrustBearer는 특히나 보안이 철저해서 비밀번

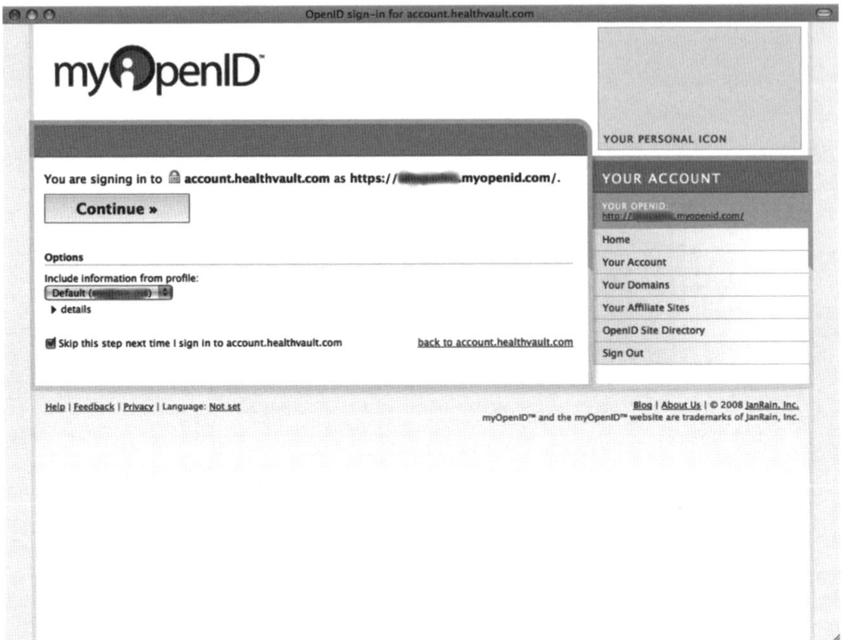

그림 4. OpenID는 사용자의 신원이 진짜임을 입증하기 위해서 비밀번호를 요구할 것입니다.

호와 함께 그들이 제공하는 USB를 반드시 사용하도록 하고 있습니다. 반면에 MyOpenID는 가장 초기에 시작되어 지금까지도 널리 이용되고 있는 OpenID 지원 웹사이트입니다.

OpenID로 가입하게 되면, 로그인하는 데 이용할 수 있는 개인식별번호(identifier)를 얻게 될 것입니다. 이 개인식별번호를 이용해 HealthVault에 가입하려면 "OpenID" 링크를 클릭하십시오.

OpenID 개인식별번호를 입력하고 "로그인(Sign in)" 버튼을 클릭하세요. OpenID는 사용자의 신원이 진짜임을 입증하기 위해서 비밀번호를 요구할 것이며(그림 4), HealthVault로 데이터를 전송하기 위한 승인을 요청할 것입니다.

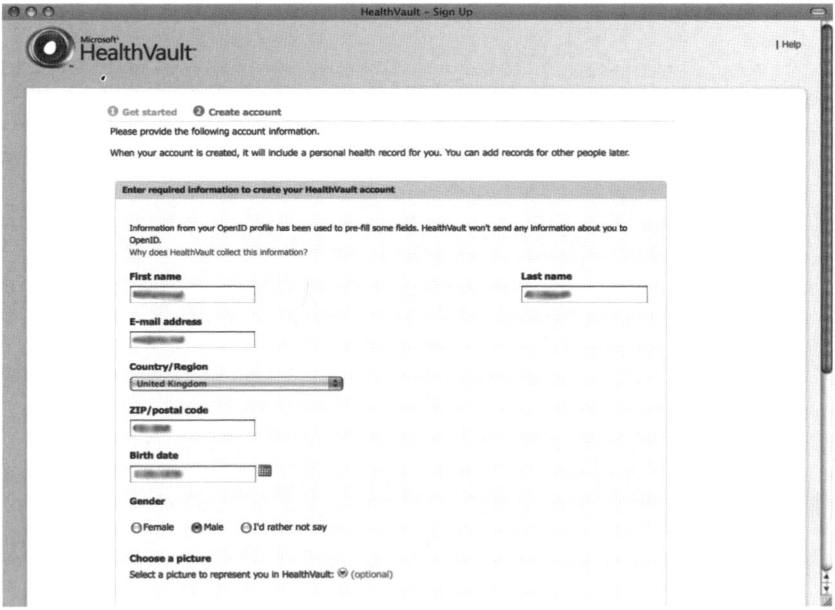

그림 5. OpenID는 데이터를 HealthVault로 전송합니다.

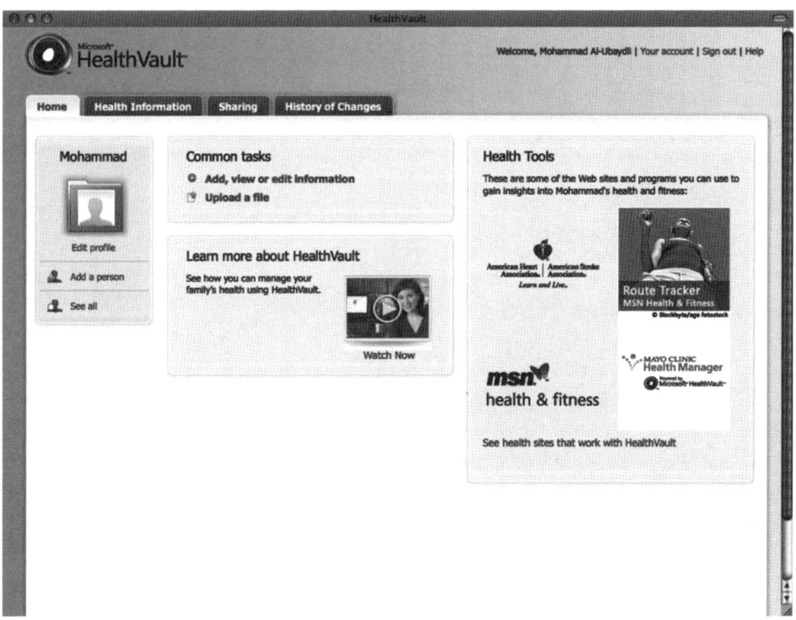

그림 6. HealthVault 계정 화면입니다.

"계속(Continue)" 버튼을 클릭하세요. 그러면 전송된 데이터를 볼 수 있으며 이 데이터를 수정할 수도 있습니다(그림 5). 모든 정보를 채워 넣은 후에 "계속(Continue)" 버튼을 클릭하세요.

가입이 완료되면 자신의 HealthVault 계정 홈페이지에 접속할 수 있을 것입니다(그림 6). 이후부터 www.healthvault.com으로 가면 이 페이지에 접속할 수 있고, Windows Live ID나 OpenID를 이용하여 로그인할 수 있습니다.

데이터 입력하기

데이터를 입력하는 데는 다양한 방법이 있습니다. 자동 입력되는 데이터의 수가 많을수록, 입력이 더욱 완벽해질 수 있으며 오류도 적어질 것입니다. 그러나 자동 입력 시스템을 구축하기 위해서는 노력이 필요하며 때때로 돈이 들기도 하지요. 그러니 일단 쓸 만한지를 시험해 보기 위해 손수 입력하는 것부터 시작하십시오. 소프트웨어가 쓸 만하다는 것을 확인한 후에 투자를 시작하는 것이 좋습니다.

이제 페이지 상단에 있는 "건강정보(Health information)" 버튼을 클릭하십시오(그림 7). 특정한 데이터를 입력하고 싶다면 이 페이지 내에 있는 링크 중 하나를 클릭하세요. 예를 들어, 혈당 검사치를 입력하고 싶다면 "혈당 측정(Blood glucose measurement)" 오른쪽에 있는 더하기 기호를 클릭하세요(그림 8).

알고 있는 범위 내에서 최대한 많은 정보를 입력하고 세부 사항에도 집중하도록 하십시오. 검사실로부터 받은 입력 단위와 HealthVault의 입력 단위가 같은지를 확인하는 작업 등이 이에 해당하겠지요. "더

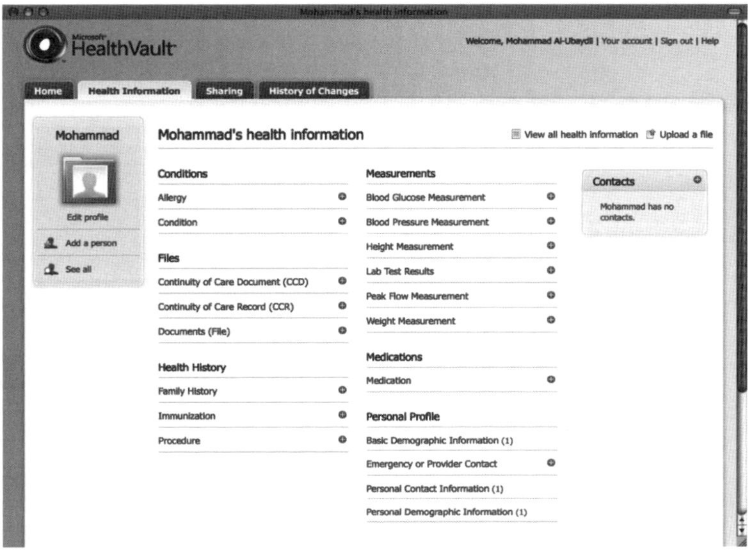

그림 7. 데이터를 입력하고 싶으면 “건강정보(Health information)” 버튼을 클릭하십시오.

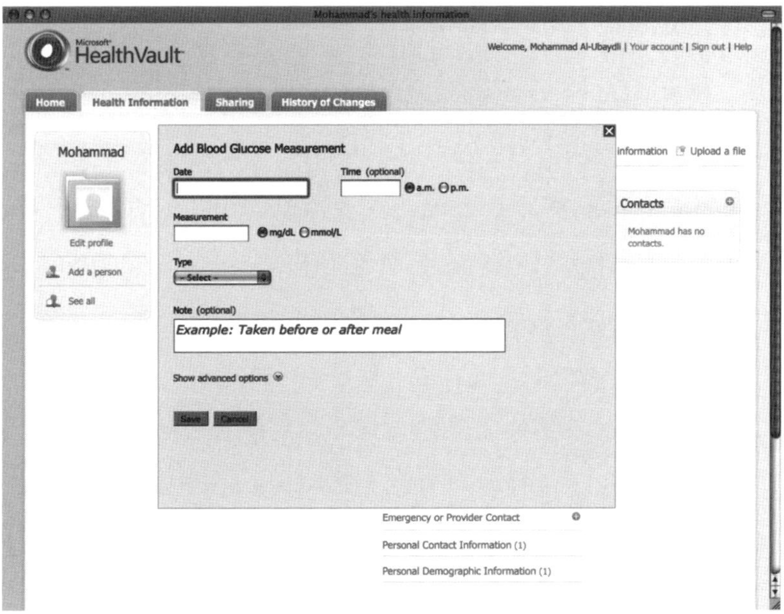

그림 8. 혈당 검사치를 입력하고 싶으면 “혈당 측정(Blood glucose measurement)” 오른쪽에 있는 더하기 기호를 클릭하십시오.

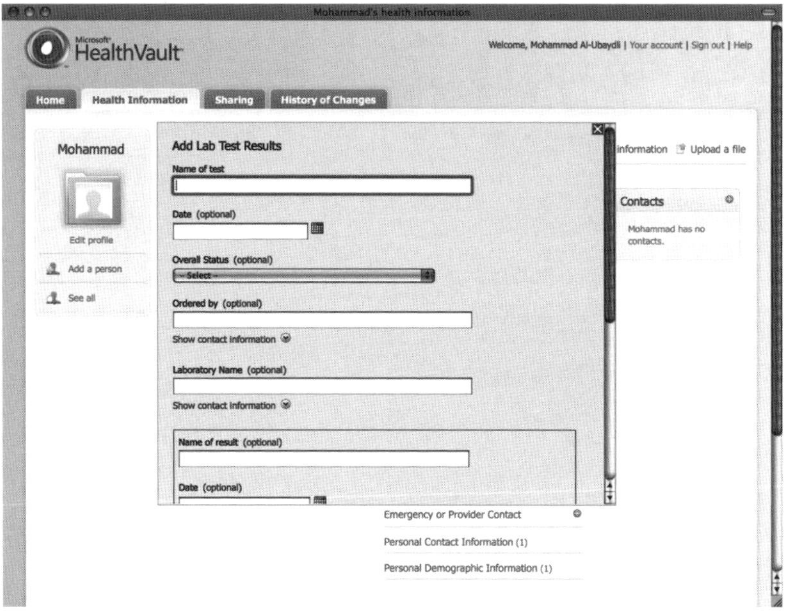

그림 9. 검사실에서 받아본 다른 검사 결과를 입력하고 싶으면, "검사 결과치(Lab test results)" 오른쪽에 있는 더하기 기호를 클릭하십시오.

자세한 선택 사항 보기(Show advanced options)"는 의료진이 데이터를 해석하는 과정을 도울 수 있도록 세부 사항에 대해 입력할 수 있으며, 식습관과 기록 내용을 분석해서 의료진이 인슐린 투여량을 변경하는 데 도움을 줄 수 있습니다. 이 경우에는 "측정 내용(Measurement context)" 내에 있는 "식전" 또는 "식후"를 명시하는 것이 좋습니다.

검사실에서 받아본 다른 검사 결과를 입력하고 싶으면 "검사 결과(Lab test results)" 오른쪽에 있는 더하기 기호를 클릭하세요(그림 9).

검사 결과가 정상이든 아니든 "깃발(Flag)" 오른편의 목록으로부터 선택하도록 하십시오. 이는 동일한 검사 결과라 하더라도 다른 검사실에서는 다르게 해석할 수 있으며, 동일한 검사실이라 하더라도 날짜가 다르면 다르게 해석할 수 있기 때문입니다.

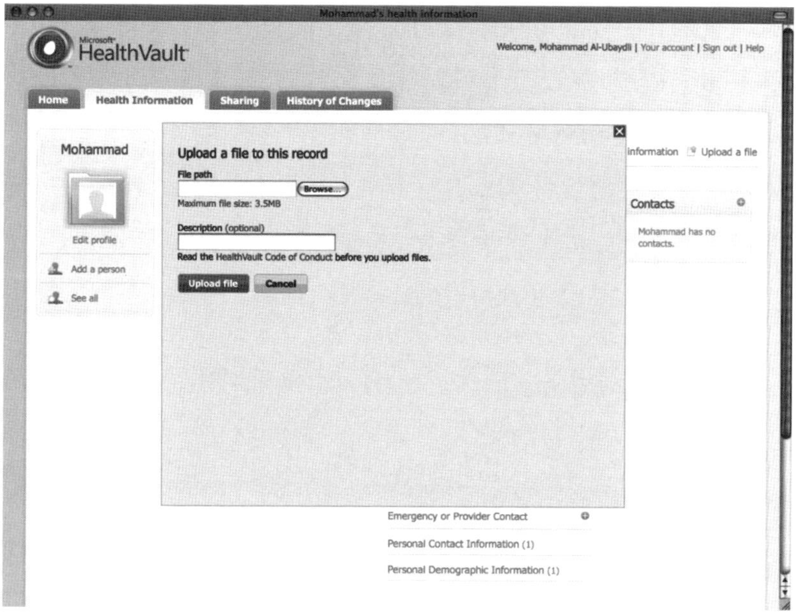

그림 10. 병원에서 받은 출력물이나 팩스, 사진을 스캔하여 HealthVault에 저장해둘 수 있습니다.

라벨이 붙은 개인 검사 결과는 구조화된 데이터의 예시입니다. 구조화된 데이터는 의료진이 그것을 그래프로 표시하고 평균을 계산할 수 있다는 점에서 좋습니다. 그러나 의료진이 가지고 있는 많은 데이터는 단지 문서일 뿐이며 이들은 구조화되지 않았습니다. 그럼에도 이런 데이터는 여전히 의료진에게 매우 유용할 것이기 때문에, 이를 스캔하여 HealthVault에 저장해두면 좋습니다(그림 10). “서류(파일)[Documents(File)]” 오른편의 더하기 기호를 클릭하세요.

“찾기(Browse)” 버튼을 클릭해 파일을 선택하고 “설명(Description)” 아래에 적당한 내용을 덧붙이도록 하세요.

세부 사항을 구체적으로 입력하면 검사 결과가 높은 것인지, 정상인지, 낮은 것인지를 설명하는 데에도 도움을 줄 수 있을 것입니다. 검사실로부터 받은 종이기록에는 정상치에 대한 범위가 나와있을 것이므로, 이를 기록해 놓는다면 의료진에게 도움이 됩니다. 스캔한 문서의 주요한 내용 외에 날짜와 같은 세부 사항까지 가능한 한 자세하게 기록해두면 사용자 본인이나 의료진이 후에 이 파일을 쉽게 찾아볼 수 있습니다. 설명을 잘 한다는 것은 종종 구조화되지 않은 데이터(unstructured data)와 체계적이지 않은 데이터(disorganized data) 사이의 차이입니다.

데이터 공유하기

페이지 상단에 있는 "공유(Sharing)" 버튼을 클릭하면 기록을 다른 사람들과 공유할 수 있게 됩니다(그림 11). 기록을 함께 볼 의료진이나 가족, 친구를 초대하기 위해 "새로운 공유 초대장 보내기(Send a new sharing invitation)"를 클릭하세요(그림 12).

공유했으면 하는 사람의 이메일 주소를 입력하십시오. 이때 HealthVault의 사용자 계정 이메일 주소가 필요하지는 않지만, 오직 그 사람만이 접속할 수 있는 메일 주소를 입력했는지를 확실히 해야 합니다.

HealthVault는 접근 권한을 세 가지 종류로 세분화하고 있습니다. "보기(View)", "보고 수정하기(View and modify)", 그리고 "대리인으로서 관리하기(Act as a custodian)"입니다. 앞선 두 가지는 그 자체로도 설명이 되지만, 세 번째 항목에 대해서는 접근 권한을 정하기 전에 그 의미에 대해 확실히 이해할 필요가 있습니다. 관리자는 사용자 본인과 같은 권한을 가지게 되어, 단순히 기록 내에 있는 데이터를 보고 수정할 수 있을 뿐 아니라 다른 이에게 접근 권한을 주거나 전 계정을 삭제해버릴

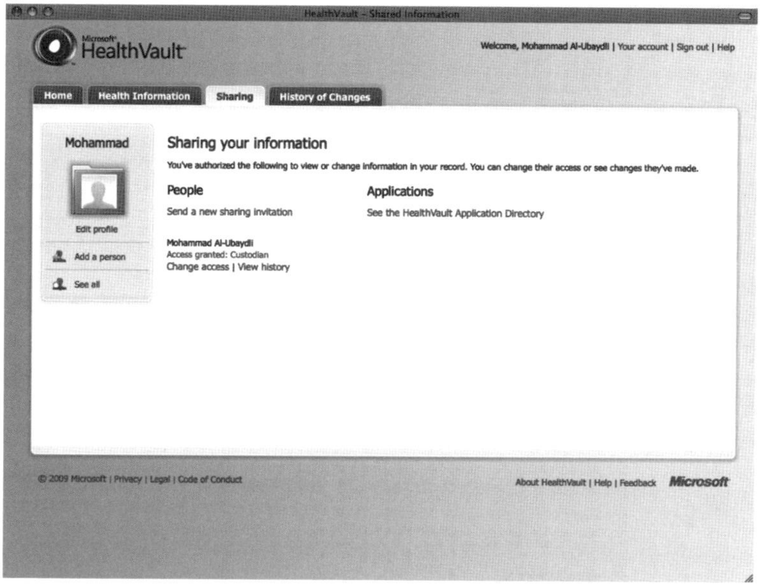

그림 11. 페이지 상단에 있는 "공유(Sharing)" 버튼을 클릭하면 자신의 기록을 다른 사람들과 공유할 수 있게 됩니다.

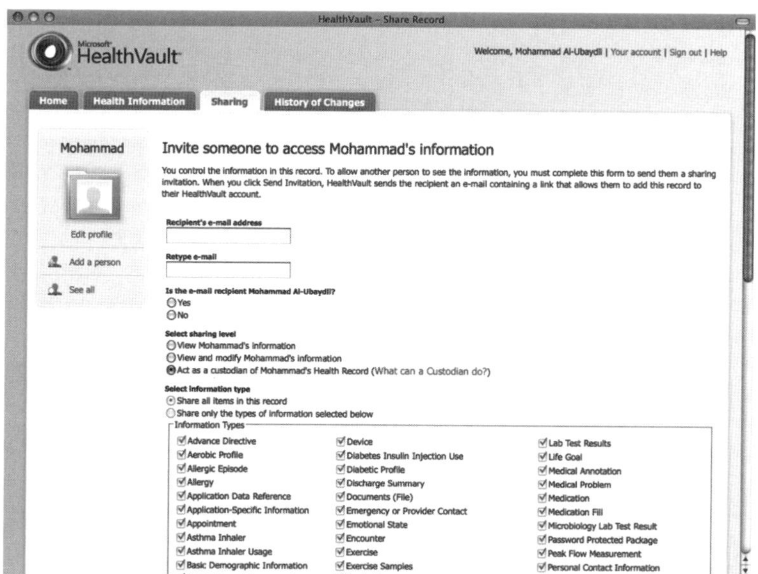

그림 12. 기록을 함께 볼 의료진이나 가족, 친구를 초대하기 위해 "새로운 공유 초대장 보내기(Send a new sharing invitation)"를 클릭하십시오.

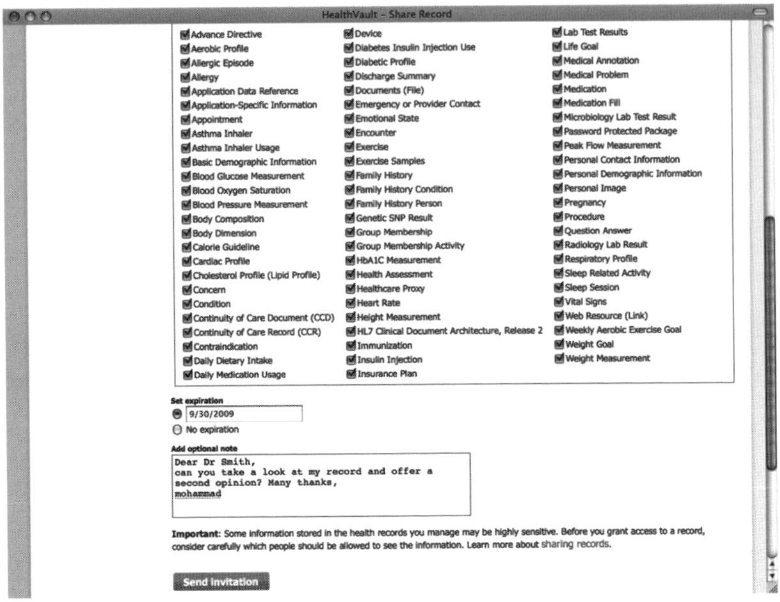

그림 13. 다른 사람에게 접근을 허용할 개별 데이터 항목들을 선택할 수 있습니다.

수도 있습니다. 따라서 미덥지 않다면 관리자 권한을 주지 않는 것이 좋을 것입니다.

사용자가 "보기" 또는 "보고 수정하기" 권한을 누군가에게 주었다면, 개별 데이터 항목별로 접근을 허용할지 말지를 선택할 수 있습니다(그림 13).

그러나 권한의 수준을 정하는 데 있어서 주의할 점이 있습니다. 예를 들어, 타인에게 자신의 "건강 상태(Condition)"에 대해서는 공유 권한을 주지 않는다 하더라도, "처방(Medication)" 내역을 통해서 자신의 상태가 누설될 수 있음을 알아야 합니다. 심지어 "진료예약(Appointment)"에만 접근 권한을 주더라도 의료진의 전문 분야를 확인할 수 있기 때문에, 사용자의 질환이 어떤 것인지를 짐작하게 됨으로써

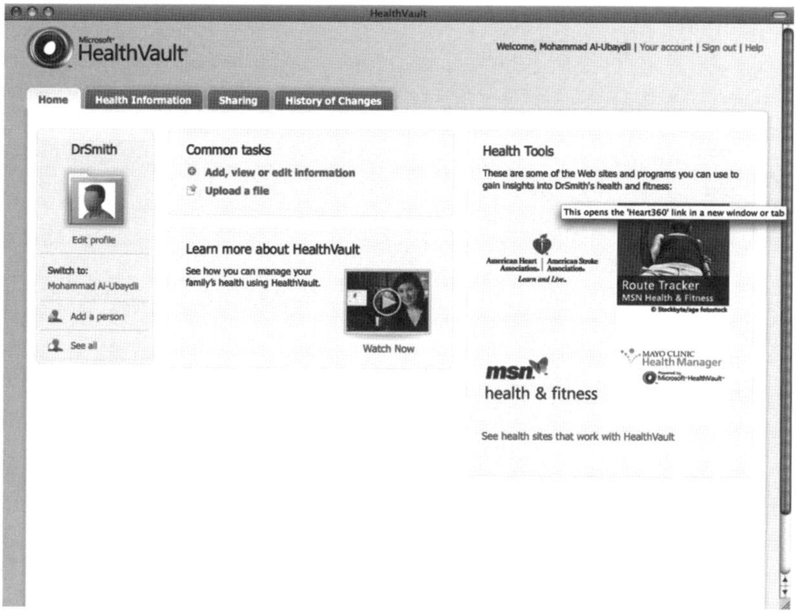

그림 14. 확인 후에 또는 가입 후에 그 사람도 역시 동일한 화면을 볼 수 있을 것입니다.

더 많은 정보가 누설될 수 있습니다.

접근에 대해 권한 만료일을 설정할 수 있으며, 이는 단 한 번 다른 소견을 들을 때나 시스템을 테스트하기 시작할 때 사용하면 좋습니다. 마지막으로 "추가사항 기록하기(Add optional note)" 아래에, 의료진에게 사용자가 누구이고 언제 마지막으로 진료를 보았는지를 상기시켜줄 수 있는 짧고 개인적인 메시지를 남기는 것이 좋습니다. 준비가 되었다면 "초대하기(Send invitation)" 버튼을 클릭하십시오.

메시지를 받은 사람은 메시지와 함께 동의 절차를 거치기 위한 링크를 받게 될 것입니다. 확인 후에 필요하다면 가입 절차를 거치고 나서 그 사람도 역시 자신의 메인 화면을 볼 수 있습니다(그림 14). 왼편에 있는 사진 아래의 버튼을 클릭하면 자신을 초대한 사람의 계정으로 화면이 전환됩니다.

응용 프로그램을 이용하여 구조화된 데이터 입력하기

Microsoft가 HealthVault 서비스를 제공함으로써 사람들은 자신만의 소프트웨어를 만들 수 있게 되었습니다. 이러한 소프트웨어를 HealthVault 응용 프로그램이라 부르는데, 이는 사용자가 데이터를 손수 입력하는 대신, 다른 사람들로부터 데이터를 자동으로 받을 수 있게 도와줍니다.

이는 의료진으로부터 의무기록의 복사본을 받을 수 있도록 하는데, 중요한 것은 단순히 사용자가 자신의 데이터에 대한 접근 권한을 얻었다는 것이 아니라, 다른 의료기관의 의료진이 사용자에 대해 알고 있는 사항을 사용자를 현재 진료하는 의료진이 알 수 있게 한다는 것입니다. 사생활보호법과 기술적 장벽이 데이터 공유를 어렵게 합니다만, 안전한 진료를 위해 데이터 공유는 필수적입니다. 그러니 모든 의료진이 볼 수 있도록 데이터를 한 곳에 저장해 놓을 수 있다면, 각각의 의료진으로부터 받는 진료는 더욱 안전해질 수 있겠지요.

데이터를 다운로드 받기 위해서 페이지 상단의 "공유(Sharing)" 버튼을 누른 후에 "HealthVault 응용 프로그램 디렉토리 보기(See the HealthVault application directory)"를 클릭하세요.

다음으로 "지금 시도하기(Try now)"를 클릭하십시오. CVS로부터 처방 내역을 받고 싶다면 오른편의 "CVS/약국 처방(My CVS/pharmacy prescriptions)" 버튼을 클릭하세요(그림 15).

CVS 웹사이트를 이용하기 위해서는 가입 절차를 거쳐야 하며,

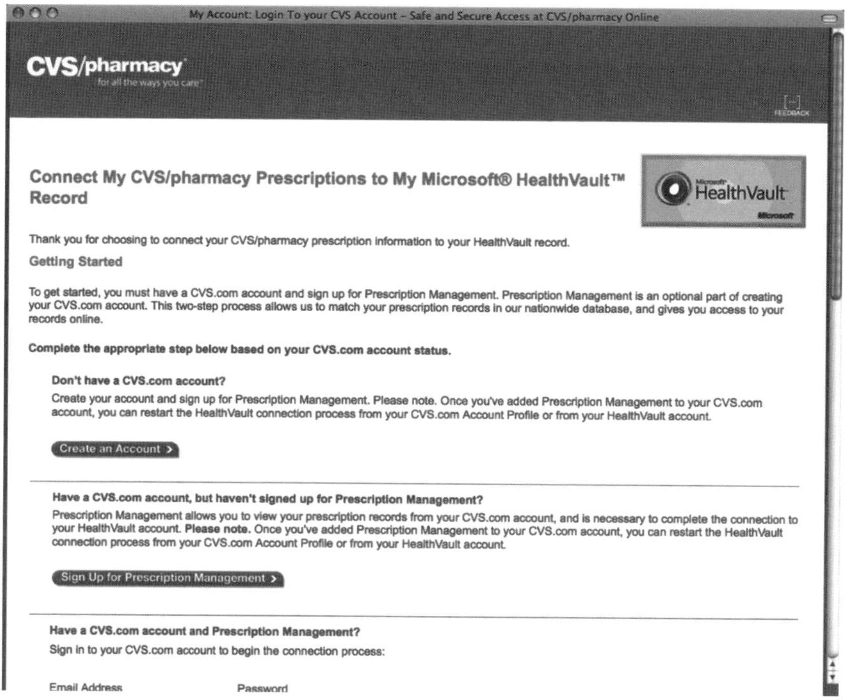

그림 15. CVS로부터 처방 내역을 받고 싶다면 오른편의 "CVS/약국 처방(My CVS/pharmacy prescriptions)" 버튼을 클릭하십시오.

HealthVault 계정으로 데이터를 보내기 위한 승인 또한 받아야만 합니다. CVS 웹사이트에 이미 가입되어 있는지, 아니면 가입에 필요한 정보를 가지고 있는지를 확인하십시오. 각 기관에 가입하기 위해서는 그 기관이 사용자에게 발급한 고유번호가 필요합니다. CVS 가입을 위해서는 CVS 고객카드에 적힌 ExtraCare 번호가 필요하며, 병원 가입에는 병원 ID가 필요할 것입니다.

Microsoft의 윈도우즈를 운영시스템으로 사용하고 있다면, 의료기기로부터 데이터를 업로드할 수도 있습니다. "기기 디렉토리(Device directory)"를 클릭하여 웹페이지 www.healthvault.com에서 목록을 확인할 수 있는데 기기 항목에는 체중계, 만보계, 혈당 측정기 등이 포함됩니다. 필요한 기기를 구입하기 전에 이 기기가 HealthVault와 호환되는지를 확인하십시오.

기기를 가지고 있다면 웹페이지 www.healthvault.com/getstarted로 접속하여 자신의 HealthVault 계정과 연결시킬 수 있는 소프트웨어를 다운로드 받으십시오. 로그인한 후에 기록이 업데이트 되었으면 하는 계정을 선택하면 됩니다(그림 16).

"계속(Continue)" 버튼을 클릭하면 기기가 업로드할 수 있는 데이터의 목록을 볼 수 있을 것입니다. 혈당이나 최대 호기량 수치와 같은 데이터 말이지요. 그러나 이러한 접근은 타인에게 사용자의 기록에 접근 권한을 허용하는 것처럼 예민한 사안은 아닙니다. 이러한 기록을 보여줌으로써 사생활이 침해되는 것이 아니라, 단순히 기기가 사용자의 기록을 추가할 수 있도록 허용하는 것뿐입니다. 또한 각 기기는 데이터가 전송되는 위치를 확실히 알고 있기 때문에 혈당 수치 데이터가 최대 호기량 수치 칸에 입력되는 일은 없을 것입니다(그림 17).

끝났다면 "접근 허용하기(Allow access)" 버튼을 클릭한 후에 "Vista"와 같이 사용 중인 윈도우즈의 버전을 체크하고 소프트웨어 설치 파일을 다운로드 받으세요. 다운로드가 완료되면 설치를 시작하고 지시를 그대로 따르면 됩니다. 설치가 끝나면 "시작(Start)" 메뉴에서 언제든지 HealthVault 연결센터(HealthVault connection center)를 가동시킬 수 있습니다. 기기로 접속하기 전에 이 파일을 가동시켰는지를 확인하고, "이용하는 기기의 종류(What type of device do you want to use?)" 아래의 목록에서 기기를 선택하세요. 소프트웨어가 설치된 후에 HealthVault와 통합될 것입니다.

마지막으로 CCR이라는 약어의 의미를 이해하면 훗날 많은 도움

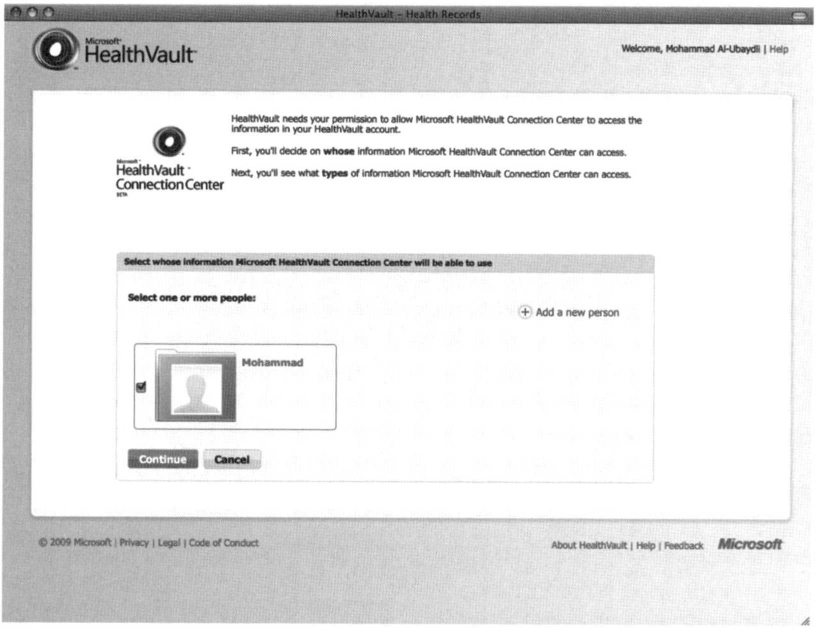

그림 16. Microsoft의 윈도우즈를 운영시스템으로 사용 중이라면, 의료기기로부터 데이터를 업로드할 수 있습니다.

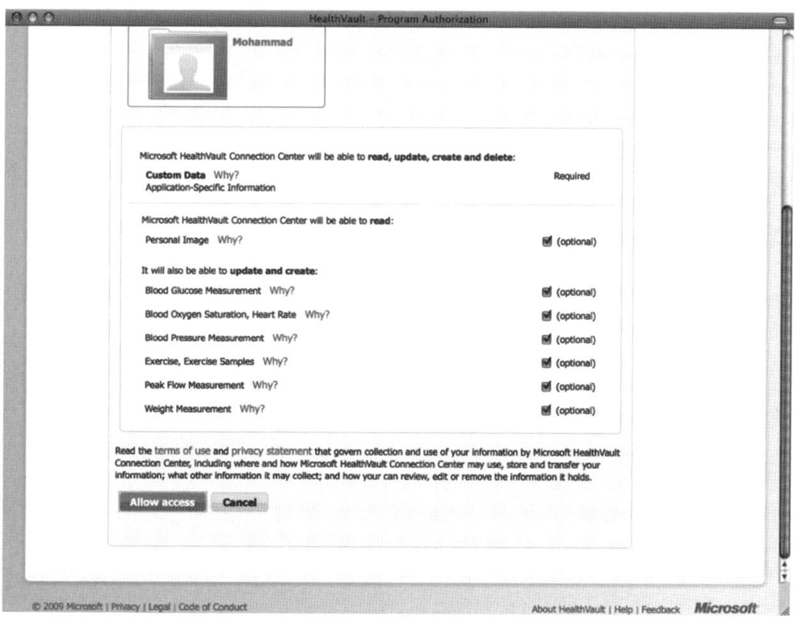

그림 17. 각 의료기기는 업로드할 수 있는 데이터의 목록을 제공할 것입니다.

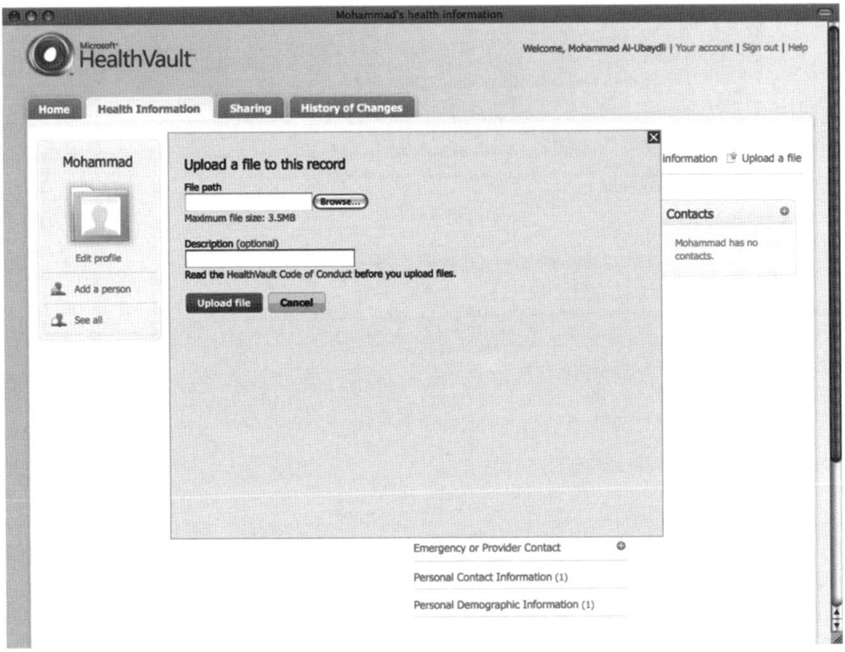

그림 18. HealthVault는 CCR 파일을 불러올 수 있습니다.

이 될 것입니다. "지속진료기록(Continuity of Care Record)"은 Microsoft 워드 문서를 저장할 때 DOC 형식으로 저장되는 것처럼 의료 데이터가 저장되는 형식입니다. Microsoft와 같은 개인건강기록 소프트웨어 업체들은 데이터를 의료진이나 의료기기와 상호교류하기 위해서 CCR 표준을 사용하고 있습니다. 그러므로 아직 HealthVault 서비스를 사용하고 있지 않은 병원에서 의무기록의 복사본 데이터를 얻고자 할 때는, 그들에게 CCR 형식으로 데이터를 줄 수 있는지 물어보십시오.

HealthVault는 CCR 파일을 "건강정보(Health information)" 메뉴로 가져올 수 있습니다. "지속진료기록(CCR)" 오른쪽에 있는 더하기 기호를 클릭하십시오(그림 18).

"찾기(Browse)" 버튼을 클릭해 파일을 선택하세요. "설명(Description)" 아래에 파일의 생성 날짜와 해당 파일을 받았던 병원의 이름, 파일의 내용에 대해서 기록하십시오. "파일 업로드(Upload file)" 버튼을 클릭하면 새롭게 구조화된 데이터가 기록 안에 나타날 것입니다.

축하합니다. 이제 HealthVault 전문가가 되셨습니다. 본인이나 가족의 건강기록을 저장하기 위해 소프트웨어를 사용하는 법을 배우셨습니다. 진료를 담당하는 의료진과 정보를 공유할 수 있으며, HealthVault로부터 데이터를 다운로드하거나 업로드할 수 있습니다.

색인